中医小智慧 宝宝大健康

姚魁武◎著

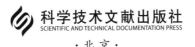

科学技术文献出版社
SCIENTIFIC AND TECHNICAL DOCUMENTATION PRESS

·北京·

图书在版编目（CIP）数据

中医小智慧，宝宝大健康 / 姚魁武著. —北京：科学技术文献出版社，
2020. 10

ISBN 978-7-5189-6353-9

Ⅰ.①中… Ⅱ.①姚… Ⅲ.①中医儿科学—基本知识 Ⅳ.① R272

中国版本图书馆 CIP 数据核字（2019）第 287510 号

中医小智慧，宝宝大健康

策划编辑：王黛君　责任编辑：张凤娇　责任校对：张吲哚　责任出版：张志平

出　版　者	科学技术文献出版社	
地　　　址	北京市复兴路15号　邮编　100038	
编　务　部	（010）58882938，58882087（传真）	
发　行　部	（010）58882868，58882870（传真）	
邮　购　部	（010）58882873	
官 方 网 址	www.stdp.com.cn	
发　行　者	科学技术文献出版社发行　全国各地新华书店经销	
印　刷　者	北京地大彩印有限公司	
版　　　次	2020 年 10 月第 1 版　2020 年 10 月第 1 次印刷	
开　　　本	880×1230　1/32	
字　　　数	143千	
印　　　张	8.5	
书　　　号	ISBN 978-7-5189-6353-9	
定　　　价	42.00元	

版权所有　违法必究

购买本社图书，凡字迹不清、缺页、倒页、脱页者，本社发行部负责调换

自序

"宝宝有点咳嗽。"

"宝宝发热了。"

"宝宝流鼻涕了。"

"宝宝又不好好吃饭了。"

上边的这些话应该每位家长都说过，也都曾面临这样的问题不知所措。孩子生病不舒服，做家长的急到恨不得有一种药能让孩子立马健健康康的，也都恨不得把孩子的症状转到自己身上。其实，有很多问题是不必过分紧张的，有症状的孩子们可能会不舒服，但有时候一些疾病的表现也是孩子的身体对外界的一种保护性反应。而有一些问题也可能因为家长的过度关注才成了真正的问题。小孩子是稚阴稚阳之体，免疫力形成的阶段难免会遇到一些头疼脑热的问题。做家长的，不能孩子一"病"，立刻方寸大乱。

我是一名中医，同时也是两个孩子的父亲，孩子成长的过程中或多或少总会遇到一些健康问题。周围常常也有很多已为人父母的朋友向我咨询孩子的一些健康问题。我认为，生病这事，不可讳疾忌医，亦不必小题大做，这需要我们对孩子成长的过程中所遇到的一些常见问题有所认识，这也是我写本书的一个初衷，希望能对诸位家长有一个借鉴意义吧。

生活中经常有家长找到我说："孩子发热都快一天了，你看我给不给他吃退热药呀？"我看后告诉他们，普通的感冒发热，开点中药回去吃一两服就好了，体温没到38.5℃可以先不吃退热药，实在担心可以用凉毛巾敷一敷脑门。可有些家长们还会很紧张地说："上次孩子发热，输液才好的，中药太慢了吧？要不还是去医院再输一次液吧，只吃药我感觉心里不踏实。"

生活中不乏这样的家长，认为中药作用慢。其实对于发热类疾病的治疗是中医的优势之一，没必要一见发热就要去医院输液。记得曾有一位好友的2个月大的女儿因发热、咳嗽就诊于北京某医院，经各项检查后，医生考虑不能排除脑膜炎，建议行腰穿进一步检查，朋友犹豫再三后向我咨询。当时不忍孩子遭罪，我便斗胆动员朋友尝试中药，无效再行进一步的检查。令人欣慰的是，一剂小药就让患儿退热了。说这个例子并非是我反对怀疑脑膜炎的初衷，但仅发热1天，无其他神经系统异常指征，也找不到支持脑膜炎证据的诊断，这样贸然就给孩子做腰椎穿刺，风险再小，也是一种创伤性的检查。从中医角度看，患儿可能只是一种伤风感冒，当时所拟的方子也不过是银翘散和升降散加减。现代医学以疾病诊断为导向，而中医学在诊断的基础上更注重人的感受，且对应措施是相当灵活且有效的。

讲这些并非是强调中医的优势，只是希望家长们学习一些中医知识、中医思维，对于一些感冒发热、消化不良的小问题不妨试试中医的方法。

同时，对于宝宝生长发育中不太容易被发现的一些异常表现，也要引起重视。很多家长以为"头越大越聪明""宝宝头型好不好看，都是睡出来的"。的确，像一些歪头、斜头常常是睡姿不良导致的，可通过正确的睡姿改善。但还有一种原因是先天的颅骨畸形，骨缝早早闭合了，脑组织没有生长空间了，这就必须尽早手术，避免影响今后的大脑发育。因此，发现那些看似正常的异常表现也是尤为重要的。

《幼科发挥》中是这样描述小儿的身体特点的："方其幼也，有如水面之泡，草头之露，气血未定，易寒易热，肠胃软脆，易饥易饱，为母者调摄不得其宜，必不免吐泻惊疳之病矣。及其长也，嗜欲既开，不能修养，是以六气逆侵于其外，七情交战于其中，百忧累其心，万事劳其神。一融之气，安能无病焉。"小孩子就像水面的泡泡一样，需要家长特别小心地呵护。当然了，儿科疾病对于医生的诊治水平，更是提出了非常严格的要求。那么，作为儿科的科普书，考虑到大家可能会拿着书按图索骥，来指导自己对小宝宝的养护，而各位读者由于专业背景不同和关注点不完全一样会造成理解偏差，所以本书的内容和措辞力求严谨和易懂。也因此，在这本书中，我更多的是传递中医关于儿科的"道"，而具体的如何治疗疾病、什么时候吃什么药的"术"，我提及的不多。

这本书的成文，首先要感谢我的研究生们：冯潇潇、肖烨、段锦龙、王擎擎、郑旭彤，以及特邀的儿科专业的赫兰晔博士，他们帮我查阅了大量的文献，又帮我整理书稿。同时要感谢科学技术文献出版社的编辑老师的鞭策和鼓励。最后，还要感谢伟大的中医学，是它给人以健康的明灯！

目　录

◎ **第一章　远离养育误区——**
不要以爱的名义伤害宝宝

02　误区一：宝宝喜欢抱着睡

05　误区二：把尿把便对宝宝好

10　误区三：感冒了，吃点抗生素就好

14　误区四：增强体质就补营养品

18　误区五：推拿、艾灸、拔罐，宝宝用都安全

◎ **第二章　宝宝身心健康——**
家长要做合格的启蒙老师

22　食物转换，急不得迟不得

28　洗手是宝宝健康的法宝

32　小儿推拿，一揉一按皆是智慧

36　开心宝宝是"爱"培育出来的

40　性别教育，家长的必修课

第三章　中医智慧——
病不乱治，药不乱吃

46　宝宝吃药二三事儿

53　诊室中，你说清病情了吗？

56　小儿发热，退热方法要考量

63　感冒，有时食疗优于药疗

71　宝宝咳嗽，治本才能止咳

79　小儿肺炎，生活调养好可缩短疗程

85　令人迷惑的心肌炎表现

92　呕吐不一定是疾病

101　食积就健胃消食，小心"反作用"

109　腹痛内因多，在家观察安全吗？

117　了解腹泻元凶，养育宝宝不慌乱

127　便秘，有了好习惯不做"臭宝宝"

137　不容忽视的尿路感染

147　治疗遗尿，非药物治疗方法多

153　稚嫩皮肤患湿疹，外涂药膏需谨慎

159　荨麻疹，寻找过敏原远离"风团块"

165　预防传染病，从身边点滴小事做起

172　延缓近视发展，纠正用眼习惯

178　过敏性鼻炎，避开过敏原不做"鼻涕虫"

184　生长痛，腿疼有特点

◎ 第四章　多角度看"异常"——
　　　　　家长育儿无烦恼

190　出牙晚或换牙迟，等得起吗？

198　为"小胖墩"减肥不能影响发育

208　消瘦宝宝的"十全大补"法

214　爱出汗，用食疗试试

220　"多动症"的治疗，家长要有耐心

227　"不长个儿"，遗传因素占几成？

234　异食症，奇怪的行为总有原因

238　睡不好，中医有宝宝安睡经验

◎ 第五章　历代名医育儿智慧——
　　　　　送孩子一个健康的未来

248　小儿生活养护法

257　历代医者的哺乳智慧

261　后　记

第一章　　远离养育误区——
不要以爱的名义伤害宝宝

很多人初为父母，在养育孩子的问题上与上一代人总有很多冲突。但一争论起来，老一辈人就会说："你不就是我这么养大的？不也挺好的吗？"这一句话让年轻的父母们瞬间无力反驳。但是，养大我们的习惯，或者年轻爸妈也深信不疑的养育方法都是对的吗？

从医学角度去看问题，会让你提前发现那些平静水面下的暗流涌动——健康的潜在危险。

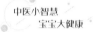
 误区一: 宝宝喜欢抱着睡

　　宝宝都喜欢家长抱着睡，边走边摇晃，舒服地熟睡于梦乡中，可爱得像个小天使。一旦家长把宝宝放回床上，宝宝就会突然变成吵闹的小恶魔，直到重新回到怀里。因为宝宝期待一个熟悉而又安全的环境，而父母的怀抱对于宝宝们来说就是睡眠宝地。

一、抱着睡到底好不好?

　　这个问题主要针对婴儿期的宝宝。婴儿是很需要安全感的，家长的怀抱是他们的首选。但是长期抱着宝宝睡觉，容易使宝宝形成依赖，导致宝宝每次入睡前都要判断一下是否在家长的怀里，这样反而会延长宝宝的入睡时间。

　　家长可以在日间抱抱小宝宝，多和小宝宝互动玩耍，但是不要只固定一个人与宝宝接触，家长们可以轮换和宝宝交流互动，不要让宝宝的日常生活形成一个固定依赖的模式。

二、孩子哭了，要不要抱起来?

　　宝宝入睡前后哭闹是很正常的事儿，建议不要每次都去过度地安抚。尤其当父母过于疲劳时，无法微笑、耐心地对待孩子而勉强地进行安抚，会让孩子形成爱哭的习惯，觉得"会哭的孩子有奶吃"，把哭变成沟通的方式。

当发现宝宝有醒来的动静，家长也不要过于警惕，需先静待观察，有时宝宝只是想中途伸展一下手脚并没完全的醒来，家长过早的一些动静反而会让宝宝直接醒来。

如果宝宝已完全清醒且哭闹着，家长也不要着急安抚。要根据宝宝平日的生活习惯，判断宝宝是不是饿了、拉便便了，是不是衣被过冷或过热。排除这些情况以后，家长可以先观察几分钟，观察时家长可以在远处看看宝宝的情况，但尽量不要让宝宝发现。若排除了上述情况，但宝宝仍长时间哭闹不止，家长则需到床边安抚，如用手抚摸宝宝、拍背等，如果床边安抚失败则需把宝宝抱起来进行安抚了。

宝宝喜欢抱着睡的习惯不可能一两次就改变，需要多次尝试，家长可以逐渐延长观察的时间，减少安抚时长，因每个宝宝适应能力不同，过渡期可能需要长达 2 ～ 4 周，甚至更长的时间。

三、婴幼儿哄睡小技巧

当宝宝做出吸吮动作时，身体会得到放松，解除紧张感，安抚奶嘴可在睡前给予。当宝宝只把奶嘴含嘴里不吸吮时，需要取出。随着年龄增长，需减少安抚奶嘴的使用时长，若两三岁以后仍依赖安抚奶嘴，家长要有意识地让孩子戒断，

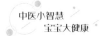

如和孩子沟通、外出不带奶嘴等。

◎ 小提示

安抚奶嘴 与奶瓶上的奶嘴不同，这是专用奶嘴，需在婴幼儿用品专卖店购买；用完后，要及时清洗消毒备用。

襁褓巾 一般适用于 3 个月内的宝宝。被包裹的宝宝会有类似于在妈妈子宫里的感觉，会增加安全感，睡眠会更踏实。但是包裹得不能太紧，双腿需要有一定的活动空间，家长还需留意包裹后宝宝是否呼吸顺畅。

安抚玩具 可根据宝宝的喜好选择无毒安全的毛绒玩具陪伴宝宝入睡。玩具需定期清洗消毒，保持干净清洁的状态。

有妈妈气味的物品 一般来说，宝宝最依赖的、接触最多的就是妈妈。在宝宝睡觉时，可以放一些带有妈妈气味的物品在宝宝身边，如毛巾、衣服等。

误区二：把尿把便对宝宝好

每个小宝宝，都是爸爸妈妈"一把屎一把尿"含辛茹苦拉扯大的。小婴儿不能表达和控制"尿尿"或是"拉臭臭"，因此，需要宝爸宝妈给他（她）穿上纸尿裤或是垫上尿布。相信宝爸宝妈都在期待着有一天宝宝可以自己使用便盆大小便。而在宝宝能够自己大小便之前，需要宝爸宝妈对宝宝进行一系列的排便训练，这之中就牵涉到一个广泛存在于家长之间的疑问：到底要不要把尿把便呢？

对于这个问题，我认为：宝宝需要的是科学的、循序渐进的排便训练，过早、过频的"把尿把便"对宝宝弊大于利。

下面我来说一说，为什么过早、过频的"把尿把便"弊大于利。

影响肌肉发育 人体的尿道括约肌和肛门括约肌要到2～3岁才能逐渐发育成熟，而这两种括约肌，是我们能够自主控制大小便的前提。有些宝爸宝妈或者孩子的爷爷奶奶、姥姥姥爷，希望能够早早地让宝宝学会控制大小便，大人把着的时候再尿尿或者拉臭臭，不再需要用纸尿裤。似乎越早能够配合大人把尿把便，也是宝宝"聪明乖巧"的一种表现。

殊不知，过早地开始把尿把便，是在提前训练宝宝尚未发育完全的肌肉群，就算宝宝能够在大人把着的时候大小便，也不是根据自己的尿意、便意，而是通过"把尿把便"的动作，或者是"嘘嘘"的口哨声完成的。这样会影响到宝宝憋尿反射的发育，甚至导致憋尿反射的缺失，对于宝宝的身心健康，反而会起到揠苗助长的作用。

容易尿床　频繁、过早地开始"把尿把便"，还会传递给宝宝一种紧张的情绪，宝宝因为被"把尿把便"，括约肌在白天一直处于紧张的状态，到了夜间睡觉时才会得到放松，这样反而使得宝宝更容易尿床。

易患痔疮　有的时候，家长朋友们觉得宝宝有要大便的迹象，不管宝宝到底想不想大便，就急忙给宝宝把便。长此以往，就会导致宝宝排便时间过长、腹压增高、直肠长时间处于受压充血的状态，这样会增加宝宝患痔疮甚至脱肛的风险。

骨发育不良　正常人体的脊柱应当有4个弯曲，即颈椎、腰椎前曲，胸椎、骶椎后曲，但是刚出生的宝宝，除骶椎有弯曲处，脊柱几乎是直的，3个月会抬头的时候，颈椎前凸，形成了第1个弯曲；6个月会坐时，胸椎后凸，脊柱形成第2个弯曲；1岁会走路时，腰椎前凸，第3个弯曲随之逐渐形成。在把尿把便的时候，宝宝的脊柱处于蜷缩的状态，长期采用错误姿势，会导致宝宝骨骼发育不良，严重者可能会导致脊柱侧弯，甚至驼背，这可是关乎宝宝一辈子的事情，家长朋友们切不可轻视。

说完了过早、过频的"把尿把便"对于宝宝的不利之处，我也要说一说，怎样正确地训练宝宝排便，希望能够对广大家长朋友们有所帮助。

学会独立大小便，是一个非常复杂的事情，首先我们要知道，成功的独立排便，有哪些准备工作要做。

首先，宝宝需要能够感受到来自膀胱、直肠的压迫感。

其次，宝宝需要知道当有这种感觉的时候，应该立刻告诉爸爸妈妈；当然了，宝宝还需要知道，怎么把自己的裤子脱下来，只有脱掉裤子，才可以排便、排尿。

最后，我们需要教给宝宝，在小马桶上坐好之前，需要忍住便意或尿意。

成功训练宝宝大小便，绝不是个轻省的事情，爸爸妈妈们也不必太过着急，千万不要给宝宝类似"你怎么又尿床了？""怎么教你这么多次还是不会？""人家 ×× 小朋友都能自己用小马桶了，就你还是不会！"的责备，这样只会徒增宝宝的心理负担，反而不利于宝宝的排便训练。

通常来说，宝宝首先能够掌握的是对大便的控制，然后是控制小便。宝爸宝妈们可以遵循这个规律，逐步开始对宝宝进行训练。那么，怎么知道宝宝已经做好了接受排便训练的准备呢？当宝宝可以理解一些大人简单的意思，如拍拍手，拿水杯；当宝宝可以表达自己的意思，如肚子饿，喝水；当宝宝拉了或是尿了会告诉你尿布脏；当宝宝尿布尿湿的时间间隔延长到至少 3 小时以上……这些都是宝宝初步具备排便训练能力的一些信号。

宝爸宝妈们也需要细心观察宝宝想要排便的信号，与宝宝做好配合。当正在玩耍的宝贝突然停下来，小眉毛一皱，身体微微有点哆嗦，躲在角落里，手抓着尿布，这些小信号其实都是在提示宝爸宝妈们，宝宝想要排便啦。这时便是进行训练的好时机。我们可以告诉宝宝："现在你觉得有些不舒服，就是想要尿尿（便便）啦，爸爸（妈妈）帮你脱下裤子，然后坐在马桶上。"要知道，在成功地训练好宝宝之前，你会经历很多次的失败，甚至宝宝可能已经在马桶上排过便，却又突然忘记，尿在了裤子里。因此，给宝宝进行排便训练的你，需要的是足够的耐心、幽默搞笑的话语、宝宝专用小马桶、易于穿脱的裤子。

语言的讲授对于小宝宝来说，有些难以理解，这时可以加上亲身的示范。妈妈给女宝宝做示范：在宝宝学习使用小马桶的时候，妈妈在一旁也使用马桶。爸爸给男宝宝做示范：让宝宝知道在尿尿的时候，可以像爸爸一样，站在马桶旁。

在训练的时候，有时宝宝可能会产生抗拒心理，不愿意学习用马桶，这时候完全可以不再提用马桶的事情，等过个一两周甚至一两个月，带着宝宝选购几条漂亮可爱的小内裤，在穿衣服的时候问问宝宝愿不愿意穿上新买的内裤，如果宝宝同意穿新内裤，可以过1小时问问宝宝是不是想尿尿，慢慢地，时间可以延长到2小时再问。用不了多久，宝宝在想尿尿的时候，就会自己提出来了。

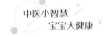

 误区三：感冒了，吃点抗生素就好

你是否有过以下认知或者行为呢？

1. 把抗生素等同于感冒药，感冒都会用到抗生素。

2. 口服抗生素效果不好，最好用静脉注射。

3. 广谱抗生素优于窄谱抗生素。

4. 贵的抗生素比便宜的好。

5. 使用抗生素种类越多，治疗效果越好。

6. 发热就是有炎症，常给孩子用清热解毒类的药物。

7. 不去正规医院就医问诊，而是凭经验盲目购药。

其实，以上都是不太妥当的认识和做法。

我国抗生素的使用在一定意义上还是有一些不规范的地方。尤其值得注意的是，我国儿童抗生素的使用较为多见。据复旦大学公共卫生学院的一项监测报告显示：在对江苏、浙江、上海1000多名8～11岁的在校儿童进行尿液检验中，发现近6成的儿童尿液中含有抗生素。

俗话说"是药三分毒"。儿童，特别是婴幼儿由于其生理结构和功能发育的不完善，更容易受到抗生素的不良影响。抗生素的不恰当使用可导致儿童消化系统功能失调，造成人体微生物群不可逆性的改变，日后的肥胖、免疫功能的降低等都与此有关。而且很多抗生素都是通过肝脏和肾脏代谢的，而孩子体内的各种器官尚未发育成熟，不合理应用抗生素对于肝、肾也是一种负担。总之，对于抗生素的应用，家长们应慎重。事实上，由病毒引起的感冒、喉咙痛、急性支气管炎、腹泻等均不是必须使用抗生素的疾病，而由细菌引起的咽喉炎、肺炎、尿路感染及支原体感染有使用指征的时候才需要合理地使用抗生素。

发热时体温升高，有些病原微生物的活性和繁殖就会变得不那么活跃，而人体的免疫系统反应性则显著增强，包括白细胞计数增加、吞噬细胞和嗜中性粒细胞的杀菌活性增强等。因此，发热是人体进化获得的一种对抗病原微生物感染入侵的有益的保护性机制。人类与生俱来就有一套相对完美的防御系统，那就是免疫力，但并非一出生就是完善的，免疫系统在不断地与侵入人体的病邪斗争的过程中不断成熟。这也是我们有时候说小孩子发一次热就长大了一次的原因。如果为了"预防感染"而给孩子过多地使用抗生素，或为了快速地控制症状而应用解热镇痛药或者激素强行快速退热，反而容易弄巧成拙。值得注意的是，抗生素、激素、解热镇痛药本没有错，错的是其不规范、过度地使用。

家长们一定要走出"打点滴"的认识误区，输液并不等于病情好得快，许多抗生素药物口服给药和静脉给药的疗效在一定程度上是相当的，这是有大量医学证据支撑的。正确的静脉输液可以达到治疗目的，但过度地使用静脉输液会产生肠道微生态破坏、免疫抑制等不良反应，尤其是对于发育不成熟的婴幼儿。

不仅是抗生素，中成药口服及注射剂的应用也要慎重。治疗感冒发热的多数中成药是以清热解毒药物为主，此类药物久用亦伤脾胃、伤肺气，对于孩子的成长也是不利的。蒲辅周先生是我国著名的中医学家，擅长治疗发热类疾病。他认为，"小儿稚阳未充，稚阴未长。"稚阳未充，则肌肤疏薄，卫外之力弱，而易于感邪，易寒易热，易夹食滞；稚阴未长，则脏腑柔嫩，易于发展变化，易于伤阴，易损中气，易虚易实。因此，对于小儿，凡是大辛大热、大苦大寒之药，均宜慎用，这是处方用药必须遵守的原则。小儿妄用苦寒，最易克伐生生之气。而中医认为，抗生素、清热解毒类中药大多属于苦寒之品，滥用、过用苦寒之品会损伤人体阳气，损伤脾胃，导致孩子胃口变差。

治疗发热疾病，要辨证论治，切不可一见到"炎症"就不辨证地堆砌苦寒之物。小儿发热，常常会兼有伤食积滞，小儿肠胃本又脆弱，加之父母溺爱，饮食多过饱，故伤食、积热、伤冷之证居多。再者，对于长时间应用抗生素的孩子，脾胃阳气虚损，运化不足，而家长又因孩子生病，康复心切，多以加强营养为由给予孩子过多地食用肉、蛋、奶，这样又加重了小儿脾胃的负担，反而不利于热退康复。

　　总之，抗生素、清热解毒等对抗疗法是一种有效的治疗方法。但"过刚则折"，一味对抗，势必伤人。将人的身体当作战场，必定是一场"伤敌一千，自损八百"的赔本买卖。中医所认为的感冒有寒温之别，兼夹之邪的不同，亦因个人体质不同而治法不同。但是要以顺应疾病发展的趋势去做，给病邪以出路为主，强调不要直接给予寒凉药物，以免留邪，也不要过度发汗而损伤了正气。

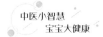 ## 误区四：增强体质就补营养品

这些年来，各类保健品层出不穷。很多人抱着"补了总比没补强"的心态，于是买各种营养品吃，补钙的、补锌的、补铁的、补维生素的、补 DHA 的、补膳食纤维的、补蛋白质的……不光自己补，也给孩子补！

孩子不爱吃饭要补一补，个子长得慢要补一补，老是感冒要补一补，睡觉爱哭要补一补，大便不通畅要补一补……

我想告诉大家，给"孩子补一补"一定要有理有据。

孩子不像大人的代谢能力强，如果真的缺某种营养元素，补进去自然是好事，但如果孩子本就健康，家长们还乱补一通，很可能因为这样的盲目行为加重孩子的胃、肠、肝、肾的负担，造成负面的作用，形成"药病"。

我的博士后指导老师——国医大师薛伯寿教授就强调："不要认为药物能治万病，服药过多，不但不能去病，反而会打乱自身气血的调和，形成'药病'"。而且现在的生活条件越来越好了，很少有小朋友会营养不良，将孩子的健康寄托在添加营养品、保健食品上是不理性的。正如我们常说："药补不如食补"，正常饮食中的五谷杂粮、果蔬、鸡

鸭鱼肉、蛋和奶等已经完全可以满足孩子营养的需要，没有必要非要添加一些化学合成的营养制剂。对于广告宣传的所谓"纯天然果蔬营养萃取成分"一类制品也不可盲目相信。

如果通过检查，孩子确实缺乏某种微量元素，也应在医生指导下服用。比如缺锌，如果仅仅通过微量元素检测就判断孩子缺锌是不妥的。现在的药店很多都有所谓的免费微量元素检测服务，其检测结果的可信度不得而知。作为家长应知道微量元素检查主要有：头发检测、指血检测和静脉血检测。诚然微量元素检查是判断孩子是否缺锌的一个依据，但是即便检查显示锌含量不达标，也不能轻易得出孩子缺锌的结论。孩子微量元素是否缺乏还是需要专业医生的诊断。

临床上，我们常说："若要小儿安，常带三分饥与寒。"营养品不可乱吃，五谷杂粮、水果、蔬菜、肉、蛋、奶同样亦不可过量。孩子食欲好，吃饭香，长得白白胖胖，家长都开心，爷爷奶奶、爸爸妈妈、姥姥姥爷等一大家子围着一个孩子转，这个夹一口肉，那个加一碗饭，饭后再来个酸奶、水果。长此以往，饮食不知节制，肠胃渐伤，吸收功能减退，容易造成消化不良，亦可出现营养不良之症。蒲辅周先生强调饮食适度，是保胃气的一个重要方面，饮食无节制反伤胃气。他老人家曾治一小儿，这个患儿经常腹泻，食欲不好，面色也不好，反复检查也无结果，求治于老先生。老先生开始用温中健脾药治疗亦无进展，舌上的白腻苔始终不退。于是留心观察，发现患儿饭后总要拿苹果或梨吃，据说饭后吃水果可以帮助消化，由此方知此儿乃过食生冷、中阳受损所致。劝其家长帮助患儿改掉饭后过度吃水果的习惯，七天后果见好转，1月后与常人无异，其间偶尔进药一剂立见效果。

生活中我们还常见到这样的情景，孩子感冒发热刚好，家长怕孩子免疫力低、缺乏营养，又是骨头汤，又是鸡蛋、牛奶，一个劲儿地喂。要知道，小儿热退之后过食高能量营养品，会加重脾胃负担，使得热易反复。正所谓"病热少愈，食肉则复，多食则遗"。还有家长每每觉得孩子大便不好就让孩子多吃水果通便，其实凉性水果食用过多也会损伤脾胃之气。此外，一些水果多食有坏牙之弊。我常对孩子的家长强调"若要小儿安，常带三分饥和寒"，当然我们这里说的"三分饥""三分寒"也是相对而言，并非绝对让孩子不吃饱、冻一冻，而是强调家长们养护孩子要适度，不能过热和过饱。我在临床上常说："孩子吃多少肉就要吃多少菜"，要均衡营养，脾胃五谷之气才可充盛。此外，儿童脏腑娇嫩，形气未充，喂养要适当，要"谨和五味"，也就是酸、苦、甘、辛、咸都要吃一点，不能偏食，而且要清淡，尤其是病后要食一些易消化的食物，给脾胃一个缓冲的过程。

　　我曾治疗一名 12 岁的小女孩，孩子无明显受凉原因突然出现咳嗽，咳黄色黏痰，无发热、恶寒、流涕、鼻塞等症状。家长带至某医院就诊，胸片提示肺内有炎症灶；化验血常规，白细胞、中性粒细胞均在正常范围。西医诊断为肺炎，用阿奇霉素静脉输液，5 天后改为口服阿奇霉素。服药后仍有咳嗽，夜间咳嗽剧烈，影响睡眠，食欲佳，吃甜、油腻食物则咳嗽明显加重。小便正常，大便每日 1 次，也很正常。患儿家长平时较少使用中药，此次感觉长时间应用抗生素无效，遂考虑改用中药诊治。电话咨询后，我建议用调和肝脾、宣肺止咳之法，开具四逆散加减，3 剂煎服。第 1 剂服后夜间咳嗽即止，患儿一夜睡觉安然，为巩固疗效，嘱其坚持服完 3 剂。但第 4 天患儿又进食较多羊肉制品，又出现咳嗽反复，夜间较甚，遂改上面药方中的神曲为焦山楂、焦麦芽、焦神曲各 10 克，加川贝母 5 克，同时要求家长避免患儿进食油腻食品。3 剂后诸症消失，后电话随访，未再发作。

　　综上而言，"乳贵有时，食贵有节，若父母过爱，乳食无度，虽曰爱之，其实害之。"

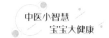 **误区五：推拿、艾灸、拔罐，宝宝用都安全**

　　小儿推拿治疗一些疾病是很有效的，也很方便。但这并不代表小儿推拿可以治疗所有病，小儿推拿也是有其禁忌证与适应证的，艾灸、拔罐也是如此，都不可滥用。

　　清朝医家夏禹铸在《幼科铁镜》中曾写道："前人忽略推拿，（卓溪）今来一赋，寒热温平，药之四性，推拿揉掐，性与药同，用推即是用药，不明何可乱推。"现在社会上开办了很多小儿推拿培训班，许多家长对此很是热衷，但小儿推拿手法不容易掌握。首先，孩子的病证不同，采用的手法不同，如风寒感冒和风热感冒在推拿时用的手法就不同，有些要用补的手法，有些要用泄的手法。穴位认不准，手法用得不对，不但起不到保健的作用，反而对孩子身体不利。其次，未经过专业系统学习中医儿科理论的推拿操作人员，对于如何辨证选穴多处于一知半解的状态。因此，做小儿推拿尽量还是找专业医生进行操作。艾灸、拔罐更是如此。

　　小儿推拿、艾灸、拔罐这些都是可用的治疗方式，但它们不是万能的。比如，一个反复发热的患儿不去医院查明原因，反而每日清天河水、清肺经，只能是贻误病情。换句话讲，对于推拿退热，我认为如果体温不是很高，小儿精神状态很好可以一试，但是体温太高，精神状态很差，就要立即就医，接受正规治疗才行。明朝医家万密就曾在《育婴家秘》中发出感叹："幼科有拿掐法者，乃按摩之变也。小儿未周岁者，难以药饵治，诚宜之则可以治外邪，而不能治内病也，能治小疾及气实者，如大病气虚者用之，必误儿也。为父母者，喜拿而恶药，致令夭折者，是谁之过欤？"意思就是说，推拿治疗幼儿外感类疾病更为适宜，但如若是对于某些内伤疾病或是病情严重的患儿并不合适。做父母的不能认为推拿没有危害就不论何种疾病都采取推拿治疗，如果耽误了正规治疗，所导致的危害是严重的。

此外，推拿、拔罐、艾灸也是有一定禁忌证的，对于小儿有皮肤损伤、疾病的急性阶段、身体非常虚弱等情况，是不建议做这些操作的。

这里我们再单独讲一下足三里这个穴位，很多喜欢养生保健的朋友都知道足三里是一个养生保健的常用穴。但我们要知道，小孩最好不灸足三里，不应把足三里作为儿童的日常保健穴位。《类经图翼》中就说："小儿忌灸三里，三十外方可灸，不尔反生疾。"《谢锡亮灸法》中写道："日本泽田健说小儿灸三里，会妨碍成长。"《医宗金鉴》亦言："小儿忌灸（三里穴）恐眼目不明。"正如朱丹溪所言：

"人生十六岁以前，气血俱盛，如日方升，如月将圆，惟阴常不足。"过灸足三里恐致阳燥而阴伤。生长期的孩子是稚阴稚阳之体，生发之气旺盛，常灸恐干扰孩子自身原本的气血运行，导致气血不和、生长迟缓。因此，小孩不宜灸足三里穴。但如果是小儿"食积伤胃诸证""用足三里向下消导之效"，适当艾灸是可以的，但仍不宜多灸。如果小儿先天脾胃虚弱，应该首选艾灸脾俞、胃俞、中脘穴之类，但应留心孩童皮肤稚嫩，以防烟灰烫伤。

第二章　宝宝身心健康——
家长要做合格的启蒙老师

　　养育孩子的过程，绝对是一个"烧脑"的过程。我们在学校学习的天文、地理、物理、化学、医学，都可能驾驭不了这个神奇的孩子。断奶，他们哭得昏天黑地，你还能忍心吗？宝宝淘气四处乱摸，你怎么保证卫生？二宝出生后，大宝瞬间低落了，怎么分配你那有限的精力？孩子养大容易，养得如你所愿绝非易事。

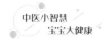
 食物转换，急不得迟不得

随着宝宝的长大，从添加辅食、断奶到最终独立吃饭，这是宝宝成长过程中必须要经历的，这个时期对宝宝良好饮食习惯的养成至关重要。这就需要家长的正确引导，以帮助宝宝健康成长。

宝宝随着生长发育的逐渐成熟，需要进入到由出生时的纯乳类向固体食物转换的转乳期。这个时期正确的添加辅食，对宝宝的健康发育非常重要。

一、辅食的添加

辅食添加时间　需要根据婴儿体格生长、神经发育及摄食技能、社交技能几个方面的发育状况决定，一般应在宝宝4～6个月，体重达6.5～7千克，能保持姿势稳定、控制躯干运动，能扶坐、用勺进食时，尝试添加辅食。

辅食添加的原则　①从少到多：要让宝宝有个适应过程。在哺乳前给予宝宝少量含铁配方米粉，逐渐加量，并用勺进食。②由一种到多种：宝宝习惯一种食物后再加另一种，不能同时添加多种，如果出现消化不良需暂停喂食该种辅食，待恢复正常后，再从开始量或更小量喂起。如蔬菜的引入，应每种蔬菜泥每日尝1～2次，持续3～4日宝宝习惯后再换另一种。单一进食可刺激味觉的发育，也可帮助家长了解宝宝对该食物是否过敏。③从细到粗：从泥状食物过渡到碎末状食物，这可以帮助宝宝学习咀嚼。④从软到硬：随着宝宝年龄增长，食物有一定硬度可促进宝宝牙齿萌出和咀嚼功能的形成。⑤天气炎热和宝宝患病时，需暂缓添加新品种。

二、宝宝的断奶时间

宝宝断奶指的是断母乳，而不是所有乳制品。世界卫生组织（WHO）建议，最好在宝宝出生后的前6个月纯母乳喂养，6个月之后逐步添加辅食，并尽量保持母乳喂养到2岁或更久。但越晚断奶，宝宝对妈妈的依赖心理越强，断奶的难度越高。

夏季气候炎热，小儿消化能力差，改变饮食，容易发生腹泻。所以夏季不适宜断奶，如果适逢夏季，最好等到秋凉之后再断奶。断奶前要给宝宝逐渐增加辅食，逐渐减少喂奶次数，不可突然断奶。断奶后先以其他乳制品、粥和菜泥、果泥等软饭为主，逐渐地过渡到成人饮食。小儿的食物需容易消化、富有营养，进食要注意定时定量。喂食物时，可用小勺慢慢喂服，切勿用手指将食物送入口内，也不可把食物嚼碎后喂给宝宝，以防将致病微生物传染给宝宝。7～9月龄宝宝可学着抓食，1岁后可让宝宝学着自己用勺进食。

三、宝宝进食特点

体格生长速度减慢 宝宝1岁之后体格生长逐渐平稳，进食相对稳定，和婴儿期旺盛的食欲相比略有下降。

心理需求发生转变 幼儿神经和心理发育迅速，由婴儿期对食物的巨大兴趣转向玩耍，对周围世界充满好奇心，表现出探索性行为，进食时也表现出强烈的自我进食欲望。家长如果忽视了宝宝的要求，仍按小婴儿的方法抚养，宝宝可能会表现为不合作。儿童注意力易被分散，吃饭时要避免玩玩具、看电视等，否则会降低宝宝对食物的注意力，进食量下降。应允许宝宝适当自我进食，满足宝宝自我进食欲望，可以让儿童自己学着用筷子、勺子进食，养成自主进食的习惯，既能增加儿童进食兴趣，又可培养其自信心和独立能力。

家庭成员的影响 由于儿童自主性的萌发，对食物可能表现出不同的喜好，出现偏食和挑食，此时需家长适时、正确地加以引导和纠正。家长应以身作则、言传身教，并与孩子一起进食，起到良好榜样的作用，帮助孩子从小养成不挑食、不偏食的良好习惯。应鼓励并引导孩子选择多种且健康的食物。对于儿童不喜欢吃的食物，可通过改变烹调方式或盛放食物的容器，也可重复小分量供应，鼓励孩子尝试，不可强迫喂食，应该采取夸赞、奖励等积极愉快的方法。

进食技能的训练　幼儿的进食技能和发育情况与婴儿期的训练有关，错过训练吞咽、咀嚼的关键期，长期进食过细的食物，幼儿期（1～3岁）会不愿吃固态食物，还可能导致宝宝牙齿的生长参差不齐。

食欲波动　幼儿（1～3岁的宝宝）有准确的判断能量摄入的能力。可能今日早餐吃得多，明日早餐就只吃几口。幼儿自己有调节进食量的能力，一天中可能早餐吃得少，午餐就吃得多，晚餐可能又吃得少。幼儿每日餐间能量摄入的差别可达40%，但每日总的能量摄入波动不大。切忌填鸭式喂养，不要强迫宝宝进食，更不能追着喂食。

四、喂养注意事项

1. 儿童注意力不易集中，易受环境影响。吃饭时尽可能给儿童提供固定的就餐座位，制备乳制品的用具、宝宝进食的餐具等要注意消毒，定时定量进餐。

2. 要避免追着喂、边玩边吃饭、边看电视边吃饭等行为。吃饭要细嚼慢咽，但不能拖延，每餐最好在30分钟内完成。改变喂养方法勿过多、过频，改变时要考虑食物的质、量及进食的方法。

3. 小儿消化能力不强，切忌增食过速，因为食入过多可

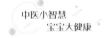
致消化不良而引起腹泻。

4.喂养要注意质与量并重，不可偏食，辅食添加要及时。以期宝宝获得全面的营养，以增强抵抗力。

5.零食尽量选用营养高的食物，如乳制品、水果、蛋类及坚果类等，不宜选用能量高的食物，如油炸食品、膨化食品等。

6.尽量避免让宝宝摄入碳酸饮料、果汁饮料，宜多喝白开水，养成良好的饮水习惯。

五、宝宝膳食安排

婴幼儿时期　宝宝出生后首先提倡母乳喂养，不适宜母乳喂养的要选择适合宝宝的配方奶粉。母乳喂养能满足宝宝所需的水分，等到宝宝4～6个月大时，可适当额外喂养白开水。母乳喂养应从按需喂养逐渐过渡到规律喂养，出生后前几周，一般每3～4小时需喂奶一次，每天喂奶的次数可达8～10次。随着宝宝月龄增加，逐渐减少喂奶次数，养成规律喂哺的好习惯。一般在宝宝4～6个月逐渐添加辅食。通常宝宝1岁左右断奶较为常见，但还需根据宝宝实际情况而定。断奶只是断母乳，宝宝还需继续食用其他乳制品，再逐渐过渡到食物多样，直至成人饮食。

2～6岁的学龄前儿童　早、中、晚3次正餐，上午、下午各加餐1次。若晚餐时间较早，睡前2小时可再加餐

1 次。加餐分量宜少，以免影响正餐进食量，尽量以奶类、应季水果为主，配以少量松软面点。晚间加餐不宜安排甜食，以预防龋齿。注意两正餐之间应间隔 4 ～ 5 小时，加餐与正餐应间隔 1.5 ～ 2 小时。根据季节和饮食习惯更换和搭配食谱。

洗手是宝宝健康的法宝

在家庭中，宝宝生龙活虎是父母最为开心的事情。而宝宝生病，则令父母担惊受怕。为什么有的孩子会经常出现感冒、拉肚子、出疹子等表现？其中很重要的一条就是忽略了手部的卫生。其实洗手也是有大学问的，科学的洗手方法是预防很多疾病传播最简单、经济、有效的方法，但是却被很多家长忽略掉。

◎ **医学加油站**

人们常讲"病从口入"，同样也存在"病经手入"，尤其是对于小孩子。大多数宝宝一生下来就会津津有味地吸吮自己的手指，可以说是天性使然。正因为孩子爱吸吮手指，有的孩子上幼儿园后也常用手抠鼻子、擦鼻涕或玩耍后不洗手就直接拿东西吃，很多致病菌和病毒就会通过小手趁机而入，诱发疾病。因此，洗手是预防疾病和阻止有害微生物传播的重要方式之一。

一、为什么洗手会减少疾病的发生?

人类手上的细菌分为两类,一类是常居菌,一类是暂居菌。

常居菌寄居在手部皮肤的较深层,通常不易被机械擦洗清除,但它们(如表皮葡萄球菌、棒状杆菌、酵母菌等)大部分无致病性。

暂居菌是寄居在皮肤表层的细菌,他们不能在干燥的皮肤上繁殖,但会在皮肤表面存活,只不过生存时间相对不长,往往是从被污染的环境表面获得。它们通过机械清洗很容易被去除,而且通常具有致病性,如耐甲氧西林金黄色葡萄球菌、铜绿假单胞菌、不动杆菌等,他们会引发呼吸道、胃肠道、眼部等的感染。洗手就是清除或者杀灭手部暂居菌的过程。

一般说来,人们的一只手上大约有 40 多万个细菌,而携带的寄生虫卵、致病菌及病毒多达 200 余种,这其中就包含能够导致腹泻的大肠杆菌,导致感冒的甲型流感病毒、乙型流感病毒,以及麻疹病毒、乙脑病毒等。在不知不觉中,这些细菌和病毒就会对宝宝的身体产生危害,甚至危及生命。可见,小手的干净与否关系到孩子的健康。为了防止"病经手入",家长们别忘了给孩子洗净小手。

二、对于洗手的认识误区

大家在平时的生活中洗手的次数不少,但是很多人所谓

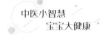

的洗手就是在流动水下稍微冲一下就好了，这样的做法并不能完全洗干净双手。洗手不仅要勤，而且要科学，平时大家对于洗手的认识存在很多的误区，下面我们来介绍一下：

简单清水洗手 大家平时为了方便，往往只是简单地用清水冲一下，但是这样的清洁效果远低于加用肥皂或洗手液洗手。正确的洗手需要用肥皂或洗手液和清水。

以擦代洗 许多家长在给宝宝吃东西前，常用湿巾、毛巾、卫生纸随便擦一下小手，以代替洗手，这样远达不到清洁的效果。如耐甲氧西林金黄色葡萄球菌，是目前医院内和社区感染的重要病原菌之一，通过擦手的方式是不易清除掉的。

盆水洗手 乍一看，确实是清水洗手，但洗手时盆里的水已变脏了，用脏水洗手，手仍然是脏的，达不到清洁的目的。如果多人共用一盆水洗手，那么，手被污染的程度就更加严重。

不科学的洗手方式 父母在给孩子洗手前自己并没有洗手；虽然用流动水，但不用肥皂或洗手液；虽然给孩子用了香皂或洗手液，却搓不了几下马上用水把小手上的泡沫儿冲掉了。这样洗手，手依然不洁净。

三、教会宝宝正确的洗手方法

在给孩子洗手前，父母要先洗干净自己的双手。然后教给孩子正确的洗手方法：打开水龙头后，流动的水冲洗手部，使手腕、手掌和手指充分浸湿，打上肥皂或洗手液均匀涂抹，让手掌、手背、手指、指缝等都沾满，然后反复搓揉双手及腕部不少于 30 秒，同时要特别注意清除容易窝藏致病菌的指尖、指甲缝、指关节等部位的污垢。最后再用流动的自来水冲洗干净，冲洗时把手指尖向下，双手下垂，让水把泡沫顺手指冲下，这样不会使脏水再次污染手和前臂。一定要按照这样的科学方法洗手，保证会把大部分的细菌清除干净。

四、要让孩子知道在何时需要洗手

父母要反复告诉孩子，如吃东西前后，便前便后，从幼儿园回来后，在户外运动玩耍之后，吃药之前，接触过泪液、鼻涕、血液、痰液和唾液之后，触摸过公共物品（如电梯扶手、升降机按钮及门柄）之后，接触钱币或接触别人之后，尤其是接触过患者用过的具有传染性的物品之后，接触动物或家禽之后，是需要洗手的。

小儿推拿，一揉一按皆是智慧

宝宝一生病，全家出动去医院，挂号、看病、买药、打针等，宝宝痛苦抗拒，家长们筋疲力尽，而长期用药将会大大打击宝宝自身的抵抗力，使其体质大大下降，反而经常患病。小儿推拿作为一种简单、安全、有效的治疗方式，不用打针吃药，也不用任何医疗器械，家长们可以通过学习，简单掌握一些治疗手法，在宝宝生病的时候，帮助宝宝减轻痛苦，早日恢复健康。

一、推拿的补泻手法

中药有补泻，推拿也有补泻。补与泻，是根据宝宝病症的虚与实，在身体的经络穴位上运用不同的手法进行补泻，最终达到补虚泻实的治疗目的，从而治疗疾病。现将常用的补泻手法简述如下：

1. 方向补泻

①向心为补，离心为泻：在经络穴位上，向心方向直推为补法，反之则为泻法。

②旋推为补，直推为泻：旋推是用自己的拇指螺纹面在

宝宝的手指螺纹面上，顺时针快速、连续地推动，此为补法。
用拇指螺纹面从宝宝的手指螺纹面向指根方向的推动则为
泻法。

③左右往复，平补平泻：家长在宝宝的穴位上往复推动，
或是左右揉推各半，此为平补平泻法。

2. 快慢补泻

快慢补泻，指的是在宝宝穴位上操作的速度（频率），
通常认为急、快为泻，缓、慢为补。

3. 次数补泻

手法次数，指的是运用不同的手法，在穴位上进行操作
的次数多少。适当的次数，可以正中病所，使疾病很快痊愈；
次数少，则往往难以达到治疗效果；而次数过多，往往非
但无益，反而有害。

4. 轻重补泻

手法轻重，指的是在穴位上进行推拿时用力的大小。操
作时，应该根据宝宝的年龄、寒热、虚实等灵活掌握，轻手
法为补，重手法为泻。

二、推拿的基本手法

下面为大家介绍一下简单易学、使用频率比较高的小儿
推拿手法。

按法 用拇指、中指螺纹面或掌根，在穴位上进行垂直

向下的按压。根据不同的着力部位，可以分为指按法、掌按法。

摩法　用手掌面或示指、中指、无名指和小指的螺纹面轻附于穴位上，以腕关节为轴，带动前臂做环形移动摩擦。

揉法　用中指或拇指指端，或掌根，或大鱼际吸附于穴位上，做顺时针或逆时针的旋转揉动，注意在揉动时，手要吸在皮肤上，力量均匀，切勿在皮肤上擦动。

推法　推法在小儿推拿中，运用十分广泛，可以根据不同的施力方向，具体分为有直推法、分推法、合推法、旋推法四种。直推法，用拇指桡侧或示指、中指的螺纹面做单方向的直线推动；分推法，以双手拇指的桡侧或螺纹面，或是示指、中指的螺纹面从穴位上向穴位两侧推动；合推法，合推法是与分推法相对而言的，动作由两侧向中间推动；旋推法，用拇指螺纹面在穴位上进行顺时针方向的环旋移动。

捏法　用拇指和其他四指，在穴位或治疗部位上进行相对的挤压。

拿法　用拇指与示指、中指，或者拇指与其余四指一起，在穴位上进行相对用力地提拿。

在推拿中，手法是技巧，家长不要认为推拿有太高深的技术要求，就不敢上手操作。其实，你只要将手轻轻放到孩子的身体上，他们就能感到一份安全、温暖，以及你们的爱

意。如果加上力度适合的推揉，即使不够专业，孩子也会感
到舒服，而舒服也是一种安慰疗法，能缓解他们的焦虑和疼
痛。因此，家长们要抛开"专业"的束缚，稍稍用心，积极
主动地去做，一定会越做越好。宝宝也会在你们的"手下"
越来越健康。

　　当然，我在前篇中也提到一定要注意推拿的禁忌，家长
们一定要心中有数，不要在有禁忌证的情况下进行推拿。

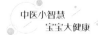

 ## 开心宝宝是"爱"培育出来的

关注孩子内心微妙的情绪变化，不要将他/她一直当个小孩子，以为长大了自然而然就会懂事了。虽说树大自然会直，但这个过程中仍需要辛勤的园丁不断地去雕饰、修剪才能生机勃勃、枝繁叶茂，成为参天大树。

一、孩子是父母的缩影

看一个孩子的性格，就能映射出一个家庭的原生状态。如果夫妻和睦、举案齐眉，孩子在和谐的环境中长大，性格自然也是舒顺怡人的；若是父母双亲飞扬跋扈、事事锱铢必较，孩子难免不受影响。都说父母是孩子的第一任老师，他们的言行会给孩子的心理烙上后期不可改变的印记。因为父母的待人接物、为人处世之道会被孩子潜移默化地学习模仿。

当婴幼儿哭闹时，我们要心平气和、耐心地安抚宝宝。用手轻轻地触摸婴儿的头面部、小手、小脚丫，轻拍他们的身体，或者抱着宝宝哼着欢快的歌曲，让他们慢慢地放松心情。同时，也要寻找他们哭泣的根源，是饿了还是尿了、冷了还是热了。若反其道而行之，小孩子哭了，扔一个 Pad、手机或者打开电视，分散他们的注意力，其实，这样做是大错特错。作为人类，同样存在着"印刻现象"，直白讲，就像小鸭子破壳而出，第一眼看到的就会认为是自己的母亲。当孩子逐渐被电子类产品所吸引，他们对于父母的依赖就会大大地减少，最后他们会对家长的呼唤置之不理，把自己圈在自己的小世界里，久而久之，也会影响到孩子的语言发育和社交能力。

临床中我就遇到过这样一个自闭症的宝宝，由于他父母的工作性质不得不经常熬夜，但是宝宝的生物钟会随着日出而醒，日落而息。一开始宝宝早上醒来的时候，会吵着爸爸妈妈起来和他玩，家长却不能给予良性的反馈。不仅宝宝的需求得不到满足，有时候还会被训斥，后来他就养成了自己和自己玩的习惯。等到上幼儿园时，老师观察到这个宝宝不主动与其他的小朋友交流，对别人的招呼也是爱理不理的，语言功能发育也较正常同龄儿童迟缓。后来，在老师的建议下孩子被家长带到医院，最终，诊断为自闭症患儿。

二、尊重孩子的内心，倾听孩子的想法

3周岁以上的宝宝，就会开始有自己的独立意识，自此，家里就不再仅仅是夫妻二人的世界，而是3个有独立思想的个体组成的小团体。这个时候的宝宝会自己挑选喜欢的衣服和袜子，会有自己的想法。我们要把他/她当作一个独立的

自然人，此时此刻就要开始培养他们树立正确的价值观。俗话说："三岁看老"，健康的生活习惯、阳光的生活态度都是从娃娃抓起、从襁褓中孕育出来的。

在武侠小说中，常提及"门当户对"，开始觉得这都是封建思想、愚昧无知的写照，后来随着年龄的叠加，才解开当年之惑。何出此言呢？在同样的家庭环境中长大的孩子，他们的生活习惯、脾气秉性会有很多相似的地方，也会有更多的共鸣产生。一个出生在书香门第的女孩，自然也会是喜欢读书的，当然这并不是绝对的，只是这样的概率更高一些。

从学龄期起，孩子就开始阔步于漫漫的求学之路，虽说学生以"学"为生，但是作为家长的我们尽量不要太看重分数。成绩代表着过去，重点是要引导孩子在学习的过程中自主发现学习的乐趣。曾经有一个小女孩，母亲在辅导功课时，怒气不止，在女孩后脑勺打了一巴掌。殊不知，就是这一巴掌，导致女孩颅内挫裂而死。因为后脑勺里面有延髓，这个部位与脊髓相连，上接脑干，可以控制人体的基本生命活动，如消化、呼吸等生命活动。母亲本也是无意之举，但是却造成了无法挽回的悲剧。

在这个飞速进步的人工智能时代，在不久的未来，许多职业陆陆续续都会被 AI 替代。一辈子可以安稳依靠的铁饭碗时代早已一去不复还，尊重孩子自己的兴趣爱好，培养孩

子全面发展的能力，让他们走出温室，拥有直面凤凰涅槃的
勇气与抗打压的逆商，才能不惧怕不断变化的未来。

三、对待大孩儿和二孩儿无偏无陂

随着近年来二孩儿政策的开放，面对大量二孩儿的到来，
我们应该如何处理大孩儿和二孩儿的关系呢？其实，只有在
爱意中长大的孩子才会勇敢，才会在遇到困难的时候敢于提
出自己的想法。在许多两个孩子的家庭中，当你问及大孩儿
对父母的看法，他们大多数都会认为父母更偏向于自己的弟
弟或妹妹。在父母的潜意识里，哥哥姐姐比弟弟妹妹要大一
些，理应让着他们，心中的天平往往就失衡了。因此，二孩
儿更被溺爱，性格相对更加活泼开朗；大孩儿更为内敛、处
事低调。

对于家长而言，手心手背都是肉。两个宝宝都是自己生
命的延续，机会、父母的爱都应该是均等分配的。

对于两个宝宝而言，要让他们知道，他们的手足之情是
最亲、最近的人。要懂得互相分享喜怒哀乐、互相帮助分解
对方的哀愁。大丈夫先修身，齐家，方可治国，平天下。如
果大孩儿和二孩儿都懂得为对方考虑，则家和万事兴。

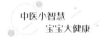

 性别教育，家长的必修课

性别教育在孩童发展的过程中显得尤为重要，为什么这样讲呢？因为这是树立宝宝的"三观"教育的基础。这个时候，我们家长的角色就不容忽视了，只因"性别教育"是每位成熟、成功家长的必修课。

一、别让孩子从小就模糊了性别差异

每一个宝宝呱呱坠地来到这个世界上的时候，都是一张干净、整洁的白纸，这张"纸"未来的发展、成就有多大，很大一部分因素都取决于父母的教育。家长对待事物的态度和方法会决定孩子日后漫漫人生路怎么走、走多远。

在生男生女这个问题上，有时候往往事与愿违。有的人想要男孩，却接二连三生的都是女孩；而有的家庭一大家子生的都是男孩，却梦寐以求能有个姑娘在膝下陪伴，却又蹦出两个大胖小子。开明的现代人大多会接受这个现实，不管男孩女孩，好好培养都是角儿。但总会有一些执着不认命的家长，面对的明明是个小姑娘却叫大儿子，从小穿男装长大的女生更偏向于成长为一个强势的女汉子，上房下河，无所不能，上学后也更喜欢和男生打打闹闹，不喜欢爱哭鼻子的同性玩伴。当然，也会有家长喜欢给儿子穿花裙子。在这样的环境中培养出来的孩子，往往是对自己的性别意识模糊或者不认可，出现性别的识别障碍。男生可能有一点"娘娘腔"，喜欢玩小娃娃，课间也喜欢和女生一起玩，缺失一点点阳刚之气。一旦发现这样的趋势，还望各位家长朋友们能够及时悬崖勒马。在生活的点点滴滴中，逐渐渗透性别教育，让孩子知道性别差异及对自己性别的认知。若发现苗头不对，仍然不采取措施，长大后，这类孩子发生同性恋的倾向往往更为显著。

二、教会孩子自我保护，不给坏人可乘之机

纷繁复杂的世界上，有漂亮、可爱的小白兔，也会有它的天敌——凶恶的大灰狼。我们希望宝宝能一生无忧、远离奸佞坏人，但是这不是一个真空的世界。宝宝的成长之路，会遇到善良之人的提携，但也不能保证一个坏人也遇不到的。

就像孔圣人所说，不能让所有人都夸咱们的孩子好，也不能让所有人都挑咱们孩子的毛病。最好就是"乡人之善者好之，其不善者恶之"，品行高尚的人认可咱家的孩子，莫要贪恋一些道德水平不高的人的褒奖。如果孩子真的成为众人口中的"别人家的孩子"，你可曾问过孩子是否愿意这样做呢？

简而言之，要让孩子学会辨识好坏、善恶并懂得拒绝。

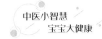
正是由于儿童对性的认识不足，才会在坏人露出獠牙、伸出魔爪的时候不懂得抗拒。近年来，越来越多的性侵儿童案件被网络媒体揭露，而且被性侵的对象低龄化趋势愈为明显。文献报道：2017年全年媒体公开报道的被性侵儿童案例总计378起，平均每天曝光1.04起案件，最小年龄仅为1岁，并且90%是女童。

而这仅仅是基于公开报道的数据，大部分的儿童性侵案都因为种种主观或客观的因素未能公开。性侵害案件中，熟人作案的罪犯超高，达70%以上。中国人民公安大学曾对全国5800名中小学生做问卷调查，结果显示性侵害案件中已曝光案件与隐案的比约为1：7。也就是说，差不多在每一起性侵害案曝光的同时，可能有7起类似案件也在发生。在心理学中，这些被猥亵、被性侵的孩子被称为"没有嘴巴的孩子"。

很多不幸的孩子在遭遇性侵后浑然不知，这是由于家庭性别教育的缺失，导致孩子不能正确认识自己的私密部位，也不懂得保护。往往许多年后，才意识到自己噩梦般的经历是"性侵"，从而轻视自己，痛恨社会，心理和生理经受着双重的打击。作为家长的我们，最不希望看到自己的孩子有这样的遭遇。因此，我们在婴幼儿期（3周岁以内）就要逐渐对孩子进行性教育，不要以为它还小听不懂，其实不然，要相信点滴之水尚能穿石。

三、适时退出孩子们的生活

适时退出孩子们的生活，是明智家长的选择。

接诊过程中，常常见到一些妈妈，她们给孩子哺乳了2年之久。妈妈这种看似善意的决定会在一定程度上增加孩子的依赖性，也不利于妈妈重返职场。其实，按照世界卫生组织的建议，哺乳能坚持到宝宝1～2岁，使他在母乳喂养的前提下添加辅食，那样更好。6个月的宝宝就可以添加辅食了，然后逐渐开始替换掉母乳。长期哺乳，不利于妈妈重返职场，而且乳汁中的营养也早已不够孩子的需求了。所以，适时放手也是一种成全。

其实，在传递宝宝性别差异的同时，父母也应该与孩子保持适当的距离。比如，一些上小学，甚至上初中的孩子还和爸爸或妈妈一起睡，尤其是在一位家长长期出差或者单亲家庭中，这样的现象较为常见。这样尤其不利于孩子建立性别认识和自我保护意识。家庭中缺乏一位家长的关爱，会导致剩下的一位家长过度地关注孩子的成长，而忽视自己与孩子的性别差异。比如，当父亲由于工作的原因长时间外出或者迫不得已在外地上班，这个时候，家里的男孩由于长期缺乏父亲的照顾与教育，在"母系"环境中成长的话，后天所形成的性格往往偏于内向，缺乏大男子汉的气概与胸襟。

广阔天地，大有作为，适时放手，成就你我和宝宝。

第三章　　中医智慧——
病不乱治，药不乱吃

在备孕阶段，有人会想着宝宝一定要长得漂亮、帅气。等到怀孕了，大家估计想得最多的是宝宝一定要发育得健康。等生产了之后，看着这个软绵绵的宝宝，全家人最希望的就是宝宝别生病。宝宝一旦生病，因为还不会表达，他／她则不会告诉你自己应该去医院，更不会指给你看哪里不舒服。怎么办？多学一点儿医学知识，自己就不会在宝宝表现异常时，慌了手脚，不知所措。

宝宝吃药二三事儿

宝宝的成长过程中难免有个头痛脑热，生病了就面临可能要吃药的问题，而宝宝各种抗拒吃药，不张嘴、吐药、哭闹、打挺……真是让家长操碎了心。其实小儿吃药，尤其是中药，只要能服进去就行，所以有时候不用太过拘泥，可以少量频服，还可以把药物用冰糖调至味道甜一些，再少量频服。

而现实是，有些父母因为没有办法让孩子服下药，常常采用一些错误的喂药方法，比如捏鼻灌药，孩子挣扎得厉害，只能通过口腔呼吸，很容易引起呛咳，导致药物误吸入气管、肺部，引起吸入性肺炎。在捏鼻子的过程中，用力过度还会损伤鼻黏膜，鼻腔分泌物也可能通过耳咽管进入中耳，引发中耳炎。同时，这样的粗暴喂药会让宝宝产生吃药的阴影，其结果会让孩子对服药更为恐惧和反感。如何让宝宝顺利吃药成了一个大难题，为此我们搜集整理了一些喂药的注意事项和方法，希望能对家长们有些帮助。

一、几点吃药？

"这药什么时候吃？""饭前还是饭后吃？"，这可能是宝爸宝妈们问得最多的问题了。想要药物发挥最理想的疗效，除了对症用药并选择合适的剂型外，给药时间也很有讲究。

一般而言，服药时间主要有四种：空腹服药、饭前服药、饭后服药和睡前服药。

空腹服药 是指饭前 1 小时或饭后 2 小时服药。通常一些肠溶片药物，需要迅速通过胃到达肠道发挥作用，因此，要空腹用药。

饭前服药 通常是指饭前 15 ～ 30 分钟服药。一些常用的胃黏膜保护剂等应在餐前服用。

饭后服药 是指饭后 30 分钟服用药物。大多数药物宜在饭后服用。

睡前服药 是指在入睡前 30 分钟服用药物。如某些抗过敏药物，服用后会产生困意倦怠感，为了防止孩子摔倒，应在睡前服用。

同时，从中医角度来讲，所治疗疾病的不同，服药方式应有所不同。如调理脾胃的药物多饭后服用；治疗心、肺、胸、膈等部位疾病的药物亦多饭后服用；养心安神的药物多睡前服用；驱虫之药多睡前服用。再者，根据药物所主药效的不同，服药时间亦有区别。如益气升阳之药多午前服用；滋阴养血之药多晚间服用。另外，不排除某些特殊的药物，需按要求的间隔时间服用。最根本的一点就是：问清楚医生，遵医嘱执行。

二、一天服几次药？

在药物说明书上都会写明服药次数，有一日1次、一日2次或一日3次等。那么，两次服药的间隔到底是多长时间呢？

其实，正确理解就是按照一天24小时来计算。一日2次，就是每隔12小时服用1次；一日3次则应当是每隔8小时服药1次，而不是早上、中午、晚上各一次。但从实际生活上来讲，严格遵循服药时间间隔一般很难做到，因为会与日常作息时间产生冲突，尤其是对孩子来说，夜间起床服药显然会比较困难。因此，可以根据药物特点和实际生活情况合理调整孩子的服药时间。

同时，中医对于各类不同作用的药物的服药次数也有所区别，比如，对于患了急性疾病、呕吐、惊厥、咽喉疾病，以及需要煎汤代茶饮者，均可不定时服用；对于感冒服药为了发汗者，可频频饮用至全身微微汗出，不必拘泥于每日早晚各1次。

三、所有药都要趁热喝吗？

为防止烫伤，西药一般需温水送服。比如，调节胃肠道菌群的常用药物"妈咪爱"，若用开水冲开的话会破坏活菌，不能保证药效。

对于中药，要视病情、药性的各异来调整汤药的温度，使药物更好地发挥疗效。有些中药服用不当易致呕吐，要加以注意。如香薷，热服易致呕吐，当以冷服为好；解表药要偏热服，服后还需覆盖好衣被，或进热粥，以助出汗；寒证用热药宜热服；热证用寒药宜冷服。

四、错误的喂药方式

捏鼻子喂药 捏鼻子喂，孩子就只能通过口腔呼吸，孩子紧张挣扎很容易引起呛咳，严重的会导致误吸引发肺炎，甚至导致窒息。此外，在捏鼻过程中，很容易对孩子脆弱的鼻黏膜和血管造成伤害，鼻腔分泌物也可能通过耳咽管进入中耳，引发中耳炎。

压舌头喂药 孩子抗拒吃药，大多数父母都会用小勺盛药，或者把药片碾碎了放在勺子上，然后用勺子去压住孩子的舌头，顺势把勺里的药倒进孩子嘴里。甚至有些父母，会趁着孩子张嘴，不注意的时候，立刻把药送到孩子嘴里。要知道，孩子的注意力不在这里，强行灌下去，会增加药物误吸的危险性。

将药混在果汁、牛奶等食物里 这种比较温柔的方式似乎更容易被孩子接受，但其实也不太明智。果汁，尤其是鲜榨果汁，所含的一些成分可能会与药物产生一定的反应。如含维生素C的果汁有还原性，含钙、铁的果蔬汁可能与药物

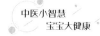
成分结合生成另一种物质，甚至有些药物本身在液体中就不稳定，混着果汁吃可能会影响药效。牛奶对某些抗生素、止泻药和铁剂等药物也不太友善。比如，牛奶会降低某些抗生素活性，影响止泻药的药效，使铁沉淀。而母乳可能与药物结合形成另一种物质，同样会影响药效。更得不偿失的是，孩子本来对母乳充满好感，一旦你将药物混入母乳后，一些味觉较为敏感的孩子会发现母乳中有异味，直接吐出来不说，还可能因此抗拒母乳。虽然不是所有的药物都会出问题，但果汁或牛奶等食物的确会影响某些药物的吸收或代谢。

以防万一，家长们在给宝宝用药前一定要仔细阅读说明书或者到医院的药物咨询中心进行咨询。

五、喂药技巧

喂药是一件难事，我们搜集整理了一些喂药技能，分享给大家。

从"下颌部"喂药 这种喂药方法不会引起孩子的呛咳。给孩子喂药，成人都是参照自己吃药的方式——张口、灌药、吞下。但半岁以下的孩子吞咽功能不完善，灌药虽然简单，如果太急难免会引起呛咳和呕吐，并不是好方法。要让小宝宝比较轻松地吃药，姿势一定要正确。先把宝宝的头抬高，让脸侧偏，然后将勺或吸管从下颌部（口腔内下牙的一侧）伸进去慢慢喂药，勺或吸管不要急着拿出来，等孩子把药吞下了再拿出来。

另外，液体药也可使用药匙、滴管、喂药器等"喂药神器"，注意在使用的过程中将管口放在婴儿口腔颊黏膜和牙床之间，按照孩子的吞咽速度注入即可。不建议直接给孩子使用奶瓶喂药，以防孩子抗拒用奶瓶喝奶。偶尔可以不定时更换喂药的工具，增加乐趣与新鲜感，有助于顺利服药。但儿童用药，如果能选择更适宜孩子的剂型，如糖浆、果味型片剂、颗粒剂、滴剂、口服液等是最好不过了。

用牛奶冲服　某些治疗腹泻的微生态制剂药物，用牛奶冲服，可以大大提高儿童的顺应性。比如，治疗腹泻常用的"妈咪爱"就可以用温牛奶冲服，妈咪爱的通用名是枯草杆菌二联活菌颗粒，同类的还有一些治疗与肠道菌群失调相关的腹泻、便秘、功能性消化不良的微生态制剂药物，如双歧杆菌四联活菌片、双歧杆菌三联活菌胶囊、地衣芽孢杆菌活菌胶囊等这些药品都是可以用牛奶服用的，牛奶的性状气味会让宝宝更容易接受。但要注意的是，用牛奶服药时，温度不宜过高，40℃以下为宜。

用冰糖和蜂蜜调味　在明确孩子没有糖尿病的情况下，可以将一些颗粒剂药物溶于热水，再加一点冰糖或者蜂蜜给孩子服用。如常用的小儿豉翘清热颗粒、小儿感冒清热颗粒等。太小的孩子先不要使用蜂蜜来矫味，以防对蜂蜜过敏。

当然中药汤剂同样也可以加入少量冰糖矫味。但有些药物就是通过苦味来达到治疗疾病的目的，如健运脾胃、燥湿化湿的中药，如果加入糖，可能就会影响疗效。再者对于一些中药里面含有蛋白质、鞣酸等，糖会与它们这些有效物质发生一定的化学反应，从而产生有害的物质，不利于治疗疾病。

　　如果家长朋友们给宝宝服用了药物，但是 3 天仍不见好转，还是要及时带着孩子去医院进行相关检查，以免延误病情。

诊室中，你说清病情了吗?

利用有限的就诊时间，对孩子的病情进行快速、简洁、全面的描述，不仅可以为儿科医生提供准确、完整的病情资料，还有利于医生为孩子制订最佳、个性化的治疗方案，获得最佳的临床效果，有助于孩子的早期康复。接下来，请各位家长仔细阅读下面的内容。

一、初诊患儿，病情描述要点

1. 什么时候开始发病的。

2. 当时的主要表现有哪些。

3. 后面又有怎样的变化。

4. 现在的主要症状是什么。

5. 在哪个医院就诊过，做过什么检查（如做过相关检查，切记携带检查结果），怎么治疗的，用过哪些药物，治疗效果如何。

6. 孩子胃口、睡眠怎么样。

7. 大小便是否正常（频次、颜色、质量、性质）。

二、复诊患儿，病情叙述要点

1. 服药后患儿的情况有无变化，是轻了、重了，还是没有变化。

2. 改善的情况有哪些，又有哪些症状没变化。

3. 有无新的症状。

4. 孩子胃口、睡眠怎么样。

5. 大小便是否正常（频次、颜色、质量、性质）。

三、病情描述中不可或缺的部分

1. 不要隐瞒宝宝的病史，如先天性心脏病、高热惊厥、肝功能异常史等。

2. 如果有过敏的药物一定要提前告知医生，不论是西药还是中药都不能忽略。

四、就诊时请将孩子的物品备齐

1. 日常喝水的杯子，有时候诊的时间比较长，带上宝宝喝水的杯子可随时补充水分，保持宝宝口腔黏膜的湿润，防止病毒侵袭。

2. 对于大一点的儿童可以携带玩具或者童话书，充实其候诊间隙，防止宝宝哭闹、乱跑。

3. 对于小一点的婴幼儿要准备奶瓶、足量的奶粉、纸尿裤、备用衣物，以防宝宝饿了或者排出的二便弄脏衣物，家长措手不及。

◎ 就医小结

为避免当医生询问发病经过时您无以回复的尴尬，请与照顾孩子的人一并就诊，或就诊前问清发病始末。

在就诊前，请厘清患儿生病的过程，捋清思路。把孩子这次生病吃过的药物名称写在纸上，或者拍个照片，提前准备好就诊信息，以免有所遗漏。

由于小孩子不能表述自己的病情，所以家长的代述就显得十分重要。如果是两个以上家长同时就诊，请尽量做到症状描述的一致性，不要说与孩子病情无关的事情。

要向孩子解释为什么去医院，告诉孩子医生会帮助我们解决疾病带来的痛苦和不适，认真地回答孩子的疑惑，消除孩子的担心和顾虑。

孩子生病的原因及表现远比想象中要复杂得多，但身为医生，依然希望家长切莫过于担忧、焦虑。因为你们的不安有可能会加重患儿的心理负担，从而加重孩子的病情。临床和日常生活中一些家长对孩子的病情过度担忧，制造了紧张气氛，孩子们看到爸爸妈妈焦虑，自己也会觉得非常紧张。

小儿发热，退热方法要考量

　　3岁半的豆豆是个聪明伶俐的宝宝，但是从小身体比较弱，有个风吹草动的就会发热，折腾得全家总往医院跑，各种检查之后，孩子的额头贴着降温贴，家人还得想尽办法给他吃药。看着小孙子又哭又闹不吃药，奶奶急得不行。所以，再去医院的时候就问医生："发热，可不可以不用药呢？"

◎ 医学加油站

　　发热　当感染性或非感染性因素导致体温调节中枢出现功能障碍而使体温超出正常范围，称为发热。由于健康宝宝的基础体温会存在一定的个体差异，也可受外界或自我机体调控的因素所影响，加之宝宝的体温调节中枢尚未发育完善，波动的幅度较大，所以体温还需要动态、全天地来看。

一、如何确定宝宝发热了？

　　口温　≥ 37.8℃可确定发热。口温的平均温度是36.5℃，最低值通常出现在清晨，为35.5℃；最高值出现在下午，为37.7℃。

腋温 > 37.2℃可确定发热。一般腋下温度超过37.2℃就可能是发热了。

耳温或肛温 ≥ 38.0℃可确定发热。肛温的平均温度是37.0℃；最低值通常出现在清晨, 为36.0℃；最高值出现在傍晚, 为37.9℃。耳温的正常范围是36.7～37.5℃, 一般下午的温度比其他时间的温度稍高一点。

二、宝宝发热的程度

低热: 37.3～38℃；中等热: 38.1～39℃；高热: 39.1～41℃；超高热: 超过41℃。

若是低热, 家长可以采用物理降温, 若体温高于38.5℃, 则需要在医生的指导下使用药物治疗。

宝宝发热的时候, 家长朋友们首先应回忆宝宝的发热原因, 是否穿得多了, 或者是玩耍过度引起的, 自己先区分一下是病理性发热还是生理性发热。

区分病理性还是生理性发热的目的是决定是否到医院治疗的前提。一般当宝宝的腋下体温高于38.5℃才建议给予退热药。因此, 在低于38.5℃时, 首选物理降温、饮用足量的水等方法来降低体温, 缓解体液失衡状态。

但是, 如果宝宝既往出现过高热惊厥, 家长也不要墨守成规地等待38.5℃的讯号。早期物理降温可预防高热惊厥的再次发生。

采用物理降温等方法后，30～60分钟要重复测量体温。如果体温持续升高，则要使用非处方退热药。宝宝出现高热、近期反复发热、发热时意识模糊则应尽快带宝宝看医生，以免贻误病情。因为小儿疾病的进展常常十分迅速，有可能今天是上呼吸道感染，明天就发展成肺炎了，所以医生们尽早介入治疗就显得十分重要。

三、温度计的选择

传统水银温度计　家中必备，通常用来测量腋温，测量结果十分准确，但是需要宝宝夹住温度计5分钟，宝宝很难配合。若是温度计不慎摔碎，其中所含的"汞"接触身体会有害，需要及时清理干净。

电子体温计　通常用于测量腋温，电子体温计放置在孩子腋下，家长辅助固定上臂以帮助夹紧，1分钟左右可以出结果，十分方便。

耳温枪　对着宝宝耳朵"打"一下，2秒可出结果，不会影响宝宝睡眠。

额温枪　距离宝宝眉心约5厘米处"打"一下即可，方便易行。

小孩子用体温计测量口腔温度时，可能会因为体温计位置不正、测量不准甚至温度计被咬断而导致测量困难；测肛温适合于婴幼儿，结果相对准确，但是患儿普遍难以接受，且安全性欠佳，故不推荐使用。

四、宝宝发热时，家长需要做些什么？

适当增减衣服 很多家长都知道孩子出汗是可以退热的，于是就刻意想办法让孩子出汗、出大汗，如特意给宝宝穿得很厚来"捂汗"。这是不恰当的，应该给宝宝少穿一点衣服，在凉爽的状态下，宝宝会觉得比较舒适。

补充水分 通过适当地饮水，帮助宝宝补充因为出汗而丢失的水分，防止宝宝"脱水"，同时，通过多饮水来增加排尿对于降温也有帮助。

判断是否就医 根据宝宝的症状，判断是否需要就医。

保持身体干爽 应频繁为宝宝擦汗及更换贴身衣物。宝宝发热时会大量出汗，此时家长们应该随时为宝宝用毛巾擦拭身体，如果贴身衣物被汗浸湿，则需要及时更换，保持皮肤的干爽。

贴降温贴 给宝宝使用贴在额头的降温贴，它不像冰枕的温度那么低，使用时相对比较舒适，效力和缓，不影响宝宝睡觉或者活动。

温水擦浴 水温比宝宝的体温低1℃，擦浴时间尽量控制在5分钟以内，擦浴结束后用浴巾将宝宝擦干。

五、退热药的使用

服用条件　体温超过 38.5℃。

用法　一定要在医生的指导下使用。

服药间隔　服用退热药的间隔一般为 4～6 小时，每小时给宝宝测体温，避免宝宝再次出现高热，甚至惊厥。

喂药技巧　宝宝多会拒绝吃药，此时可选用带有水果味的退热药水，用滴管慢慢滴入宝宝嘴里，切忌给宝宝灌药，以免宝宝哭闹挣扎引起呛咳。

六、中医良方

以下中医小方剂一定要在医生的指导下应用。

三鲜饮　白茅根、芦根、竹叶各 15 克，煎汤煮水，代茶饮。

此方出自著名中医大家蒲辅周先生，蒲老先生在 40 余岁时自制二鲜饮（原料：鲜芦根、鲜竹叶），凡外感热病，肺胃津伤，不能达热外出，热不退，烦渴，不能再用表剂，亦不可用下法，唯此方生津退热，轻宣透达引邪出表，譬如久旱得甘雨，烦热顿消。如热侵入血分而出现鼻出血者，加鲜茅根亦佳。平时我对于热病后期仍低热的小儿常用此方，可起生津止渴、利尿退热之效，方子轻灵，口感清甘，易被家长和孩子接受。

翘荷汤　连翘 6 克，薄荷 3 克，煎汤煮水，略沸即可，不可过煮。频频饮之。

此方为《温病条辨》中翘荷汤之简洁版，此二味药清肺咽之热，透热利咽。对于小儿咽痛、偶有一两声咳嗽者，可予试用。但此方略有苦味，可酌加菊花10克，冰糖10克，矫味且可加强清风热之力。煎煮此汤，沸腾后即可关火，以免煎煮太过减弱药力。

川贝炖梨方 梨1个，冰糖2～3粒，川贝粉3～6克。将梨从中间挖一个洞，可不去核，将川贝或川贝粉填入洞中，上锅蒸30分钟。熟后喝梨水，吃梨。

此方对于风热咳嗽轻浅者有效。风热咳嗽者多见舌质红，苔薄黄，咽喉不爽，痰略黄，口渴，咽痛，鼻流浊涕，伴有发热恶风，微汗出。

五根汤 葛根6克，板蓝根6克，芦根6克，白茅根6克，蒲公英10克，石膏10克。水煎服，每日早晚各1次，饭后半小时饮用。

此方化裁于内蒙古老中医李凤林之五根汤（由葛根6克，板蓝根6克，山豆根6克，白茅根6克，芦根6克，藿香6克，红花3克，大黄2克组成），更适用于家庭日常应用。可作扁桃体炎未化脓属热证者的辅助治疗，以此方退热利咽止痛。但此方药性偏凉，脾胃素弱者、属寒证者不宜应用，就算属扁桃体炎的正常患儿，亦不可久服，恐其寒凉伤胃。

寒泄退热方 藿香6克，苏叶6克，热水泡服，代茶饮。

同时将砂仁3克，白豆蔻10克，丁香6克捣碎，将藿香正气胶囊（黑色胶丸）中的药油挤出，与捣碎的药粉混合，敷于患儿肚脐。

此方内外同治，可适用于受寒或贪食冷饮后腹泻、腹痛伴发热者。同样，应用此方要先于正规医院就诊排除其他危险疾病，同时预防脱水、电解质紊乱等。

消积退热方　焦山楂6克，莱菔子6克，荷叶6克，神曲6克，此四味煮水冲服中成药四逆散颗粒（由柴胡、枳壳、白芍、炙甘草组成）。

此方适用于因食积而发热者，可见消化不良，胃脘不适，食欲差，大便或干或稀。四逆散为我临床上常用的方药，现已有成药供应。但当今诸多家长动不动就觉得孩子食积了，给予山楂、鸡内金等消导之药，此举并不可取。过于消导可伤胃损脾。在明确小儿确系食积的情况下，应用此方是有效的。我们后面有章节专门讲食积的识别，这里不再赘述。同时，小儿体质容易化热，平素还是要尽量不让孩子吃薯片、炸鸡、辣条、饼干等零食，多食易化热成积，也就是说并非只有吃多了饭才会食积。

感冒，有时食疗优于药疗

有位年轻的妈妈曾经来咨询："我家宝宝从几个月大开始就频繁感冒，室温稍有变化，他就开始打喷嚏、流鼻涕，我生怕感冒闹起来就赶紧给他喂药，才 4 岁的孩子，简直是离不开感冒药啊！这么小的孩子，频繁地服感冒药会不会有问题？"

◎ **医学加油站**

感冒　是各种病毒和细菌引发的上呼吸道感染，其中以病毒感染最为常见，如鼻病毒、流感病毒，腺病毒等。婴幼儿由于呼吸道的解剖结构特点及免疫系统尚不完善，故容易感冒。

很多宝宝以喉咙痛为首发表现，并常常出现发热，有时会伴有咳嗽、声音嘶哑、流清鼻涕或脓鼻涕、爱流眼泪。出现感冒症状时，家长需要注意的是，并非所有出现发热、流涕等症状的宝宝都是感冒，还有可能是急性传染病早期表现等，这时需要家长根据宝宝的表现，判断是否需要及时去医

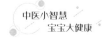

院进行治疗了。

如感冒表现为体温＜ 38.5℃的发热、喉咙痛（婴幼儿可能无法准确表达，若宝宝不愿意喝奶、喝水，或是在喝奶、喝水时哭闹，即可能存在喉咙痛，亦可在手电照射下观察喉部是否红肿）、鼻塞、流清涕、偶尔咳嗽，可服用宝宝常用的感冒药，并在家观察症状变化。

如感冒出现的鼻塞流涕影响宝宝睡眠，且进行鼻腔冲洗或服药后没有改善、鼻流脓涕、鼻腔内出现黄色结痂、喉咙痛、发热持续超过 3 天或者退热 1 天后再次发热、耳朵痛（婴幼儿可能无法准确表达，宝宝可表现为频繁触碰耳朵，或是爸爸妈妈抚摸宝宝耳朵时表现出抗拒，甚至耳道有液体流出）、眼睛红肿、流泪，若有如上这些症状，需要去儿科门诊就诊。

如感冒时宝宝的体温≥ 39℃或体温尚未到达 40℃，但出现精神不振，甚至抽搐、呼吸费力且冲洗鼻腔不能缓解，孩子看起来非常不舒服，意识不清醒或是嗜睡，感觉迷迷糊糊，则需要立即带宝宝去急诊就诊。

一、宝宝为什么容易感冒？

一方面，宝宝不能准确地表达身体对于环境温度的感受；另一方面，宝宝肌肤薄弱，身体抵御外邪的能力不足。宝宝属于纯阳之体，阳常有余而阴不足，且肺脏娇嫩，故感受病邪之后，病邪在体内转变迅速，并容易出现夹痰（咳嗽、咳痰）、夹滞（食欲不振）、夹惊（啼哭、抽搐）的表现。

二、宝宝感冒家长常见误区

1.感冒发热了就吃抗生素

普通感冒常由病毒引起，而抗生素是针对细菌而发挥治疗作用。因此，宝宝生病不分原因就吃抗生素，不仅容易造成体内菌群紊乱，延误病情，更会造成细菌耐药，需要引起家长们足够的重视。

2.输液比口服药见效快，对宝宝好

如同前面所说，并非所有的感冒都适合用抗生素治疗，而且口服用药比打针、输液的安全性高。因此，感冒后不分青红皂白就带宝宝去医院"打吊针"是错误的观念，家长们需要及时纠正。

3.感冒药没有区别，不管三七二十一直接拿来给孩子吃

宝宝各个器官都很娇嫩，所需药量及药物成分都和成人有所区别。因此，孩子生病时一定要选择儿童用药，并根据说明书上不同年龄的服药量及频次使用，切忌给宝宝服用成人药品。

三、如何预防宝宝感冒？

1.锻炼身体，提高抵抗力

"温室里的花朵"容易生病，要想让宝宝少感冒，

趁天气好的时候多去户外活动可以说是既方便又没痛苦的良方。

2. 保持良好的居室环境

衣着适量，避免过多或过少；适时开窗通风，避免有人在室内吸烟；避免孩子长期待在空调房中。

3. 避免感染

感冒后需在家中隔离，不要送去幼儿园或者学校；感冒的成年人最好与孩子保持一定距离，避免传染年幼的宝宝。

4. 合理饮食

宝宝的饮食要营养均衡，搭配合理，荤素适当，多饮白开水，并适当增加富含维生素的应季蔬菜和水果，如西红柿、胡萝卜、南瓜、红枣、苹果、橙子等。

现在孩子的饮食大多是高热量食物偏多，这些食品味道好，孩子爱吃，在不知不觉中就会在体内积热。很多小朋友舌头很红，大便偏干，有的小嘴巴里还有异味儿，这样的体质就容易感冒。偶尔着凉后容易出现中医所说的"寒包火"，而且风寒风热症状夹杂，也给选择用药带来麻烦。我在门诊的时候经常和小朋友讲："喜欢吃肉可以，但吃了多少肉就要吃多少蔬菜。"这样的话语和方式，小朋友还是很乐意接受的。

5. 勤洗手

感冒常由病毒引起，宝宝活动范围广，双手接触东西多。若双手接触了含病毒的物体，再通过揉眼、吃手、抠鼻孔等动作很容易患上感冒。因此，家长要引导宝宝养成用流动水和香皂或洗手液勤洗手的好习惯。

四、宝宝感冒了，家长可以做些什么？

如果宝宝处于感冒初期，症状不严重，发热未达到38.5℃，家长可不必急于带孩子去医院（6个月以内的婴儿发热感冒，建议及时去医院就诊）。下面有些小妙招分享给家长朋友，帮助生病的宝宝适度减轻疾病带来的不适。

1. 营造舒适的休息环境

调暗卧室灯光，打开加湿器增加居室湿润度，给宝宝铺上太阳晒过的被褥，保持寝具卫生。

2. 给宝宝洗热水澡

鼻塞会让宝宝感觉非常不适，给宝宝洗个热水澡，在充满蒸汽的浴室中可以缓解鼻塞症状，但是要注意浴室温度。宝宝浴后立即擦干，并穿好衣服，避免着凉加重病情。

3. 帮助宝宝擤鼻涕

宝宝通常不会擤鼻涕，这时就需要家长给予宝宝一定的帮助。吸鼻器可以吸出鼻腔内的鼻涕，但如果鼻涕较浓或干结不易吸出，可以用棉签在鼻腔内涂抹适量的凡士林或者生

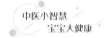

理盐水，润滑鼻腔后再将鼻涕吸出。这样宝宝的鼻子就会通畅许多了。

五、感冒的推拿调理

1. 风寒感冒（秋冬季节多发，常因天气变化受凉引起，有畏寒怕冷表现）

按揉外劳宫 外劳宫位于手背，第2、第3掌骨间，掌指关节后0.5寸处，家长可用拇指按揉本穴100次。

点按肩井穴 肩井穴位于大椎穴（第7颈椎棘突下）与肩峰连线的中点，采用拇指点按法，每点按5～7次为1组，重复3组。

指揉二扇门 二扇门位于手背第4掌骨小头与第5掌骨小头之间，无名指与小指的指蹼缘之间。采用按揉的方法，按揉50次。

推三关穴 三关穴位于前臂桡侧，腕横纹至肘横纹的连线。用拇指桡侧面或示指、中指螺纹面自腕向肘直推500次。注意：动作要轻柔不要擦伤宝宝的皮肤。

2. 风热感冒（春秋季节多发，无明显的畏寒怕冷，若宝宝能咳痰，可见黄色痰液）

清肺经 肺经是一条位于无名指指端至指根的线，清肺经是由指根向指尖方向推动200～400次。

开天门 天门为线状穴，位于两眉头中点至前发际的直线上，用两拇指螺纹面自下而上交替直推 30 ～ 50 次。

推坎宫 坎宫也是线状穴，位于眉头至眉梢的横线上。操作时采用分推法，从眉心向眉梢分推 30 ～ 50 次。

退六腑 六腑为线状穴位，位于前臂尺侧，阴池与少海的连线上。使用拇指或示指、中指螺纹面自肘向腕横纹推 100 ～ 300 次为宜。

◎ 调理食谱

香葱饮 将香菜根、大葱须洗净煎水，温热服用，具有发汗解表、宣通鼻窍的作用，尤其适用于风寒感冒导致的流涕。

葱豉豆腐汤 准备生葱 3 条（带根须）、淡豆豉 10 克、北豆腐 2 小块。油锅加入豆腐略煎，再放入淡豆豉，加清水 1 碗半，武火煮沸后，放入生葱，煮沸后即可，趁热服食。本方尤其适用于小儿风寒感冒，咽痒咳嗽。

绿豆雪梨汤 绿豆 15 克、雪梨 3 个。绿豆洗净，雪梨切小块，放入砂锅，加入适量清水，水煎半小时，趁热食用。对小儿风热感冒兼咳嗽尤宜。

八珍糕 人参 1.5 克，茯苓、芡实、莲子（去心）、淮山药各 18 克，糯米 100 克，大米 100 克，共研成细末，加入白糖适量蒸成糕，烘干，以便于存放。这是清代宫廷常用的成方，其制作方便，味道可口。方中的组成成分药性平和，不寒不热，具有健脾养胃、益气和中的作用。但如果孩子处于发病的急性期，有舌红或黄苔的症状，体内有热，此时不宜食用。在用量上，给宝宝服用的量比成人少一些即可。

宝宝咳嗽，治本才能止咳

前些日子团团感冒了，经过治疗后感冒是好了，可是这咳嗽却一直没消失。比如，家里一开窗户，或是和小朋友们一起跑跑跳跳，团团就会止不住地咳嗽，梨汤、秋梨膏、止咳糖浆……各种方法没少用，但是团团还是咳嗽，这可怎么办呀？

◎ 医学加油站

咳嗽 是宝宝们最常见的呼吸道症状之一。由于孩子的支气管黏膜更加娇嫩，抵抗外界刺激或病毒感染的能力较差，所以非常容易产生炎症，引起咳嗽。咳嗽可以看作是一种气道的自我保护，是气体和分泌物从肺里通过气道向外界咳出时发出的声音。同时咳嗽也提示宝宝的身体某部分出现了问题，需要宝爸宝妈们注意。

多数的急性咳嗽，是感冒的诸多症状之一，就像前面说到的团团小朋友，他的咳嗽就是感冒时出现的，常见的致病原因是病毒感染。除此以外，毛细支气管炎、哮喘、喉炎、百日咳都有咳嗽的症状，但不同疾病的治疗方式、轻重缓急也各不相同。

咳嗽不一定是不速之客，有时它还是人体的一种防御性反射的动作。宝宝通过咳嗽可以帮助清除呼吸道分泌物和一些气道异物。但是，如果宝宝的咳嗽属于长期、频繁、剧烈性质的，如刺激性干咳、伴有低热，或者连咳数声、有痰、似鸡鸣声，那就应该带着宝宝去找专科医生探探究竟了。

如果宝宝咳嗽的同时，出现了呼吸费力、呼吸困难，甚至无法说话或哭泣，或因咳嗽剧烈出现晕倒或呼吸停止，就要立即前往急诊就诊。

一、宝宝咳嗽的类型与声音

轻微的咳嗽　如果是温度的变化或是刺激性气味导致宝宝暂时性的咳嗽，无须特别担心。

带有喘鸣音的咳嗽　有些不满1周岁的宝宝，可能由于体质的因素，出现带有喘鸣音的咳嗽，声音从喉咙的深处及胸口传出。这时家长需要密切观察，必要时到医院进一步检查以确定原因。

带有哮鸣音和喘息的咳嗽　有的宝宝会突然出现急促的喘息，伴有哮鸣音，这时需要警惕哮喘，宝爸宝妈们应该及时带着宝宝去医院就诊。

二、不同原因导致咳嗽的特点

普通感冒引起的咳嗽　咳嗽一阵阵地出现，咽喉瘙痒。

流行性感冒引起的咳嗽　宝宝咳嗽的声音略显嘶哑，并且有逐渐加重的趋势，痰也逐渐增多。

咽炎、喉炎引起的咳嗽　咳嗽的声音比较沉闷，宝宝声音嘶哑，若是会咳痰的宝宝能咳出脓痰，但是咳出的偏少，大部分会被咽下去。

过敏引起的咳嗽　持续咳嗽或者咳嗽反复出现且比较剧烈，在宝宝活动或哭闹时咳嗽加重，夜间的症状比白天重。

气管炎引起的咳嗽　早期为干咳，程度偏轻，后期喉咙中会出现痰声，会咳痰的宝宝能咳出黄色痰。

三、宝宝咳嗽时，家长能够做些什么？

室内禁烟　外出时尽可能地让宝宝远离烟草环境，烟味的刺激常常是引起宝宝支气管哮喘的原因，还会加重宝宝本身的咳嗽症状。

拍背排痰　宝宝咳嗽时，家长科学地拍背可促进排痰。拍背方法是竖着抱起宝宝，手掌微微蜷起，形成中空状，由臀部向肩部沿脊柱两侧轻轻拍打宝宝的背部。这样拍打宝宝不会觉得疼，并且震动的效果比较好。

增加居室湿度　打开加湿器，在屋里放置些绿萝等适合水培且适合放置在居室内的绿植；亦可在浴室中制造热蒸汽，让蒸汽进入宝宝的呼吸道，这与雾化吸入有着相近的作用原理。

补充水分　要鼓励宝宝多喝水，这样也可以稀释呼吸道的痰液，有助于排出。对于 3 ～ 12 月龄的宝宝，可以喝温热的白开水或苹果汁，1 岁以上的宝宝可以喝温热的蜂蜜水。

注意防寒保暖　气温的变化常是导致宝宝咳嗽的原因，因此，居室通风时要注意宝宝所处的环境温度不要有过大的变化，适时为其增减衣物。

遵医嘱服药　宝宝在出现咳嗽时，不要见咳止咳，应该在医生指导下给宝宝使用止咳或镇咳药。

四、中医治疗小儿咳嗽

1. 中药小妙方

根据中医的辨证，咳嗽分为不同的证型，不同证型的治疗方法也有不同。

秋冬季节交替及隆冬时节，孩子由于感受寒邪而出现的咳嗽，表现为声音低沉重浊的咳嗽，若能将痰液咳出的话，可见到白痰。看看孩子的小舌头，有一层白色的薄薄的舌苔，这是风寒咳嗽，且常伴有发热、身体疼痛等表现，可以用大葱的葱白、葱须加上香菜根煮水给宝宝喝。

夏季气温偏高，宝宝容易肺脾有积热，若是感受风热病气出现咳嗽，喉咙红肿疼痛，则多为风热咳嗽，用鲜梨榨汁饮用，可以起到滋阴清热润肺的功效。还有一些宝宝由于饮食不合理，吃寒凉的东西过多而出现咳嗽，听着嗓子里"呼噜呼噜"的像是有痰声，食欲差不想吃东西，这多是由于痰湿咳嗽引起的。若是这种原因引起的咳嗽，可以用茯苓粉与大米粉混合，蒸饼食用进行调理。

另外，家长们需要反思平时给宝宝的饮食搭配是否欠妥，凉的、油炸的、甜食是否吃得太过频繁。

还有些孩子，由于天生体质较弱，每当换季或是周围环境发生些变化的时候，就会咳嗽几声，咳声比较轻，脸色也常是白白的，这就是肺虚咳嗽。这种咳嗽，家长可以给宝宝熬一点百合雪耳羹，同时配合按揉双侧合谷穴。

除了以上介绍的几种咳嗽以外，中医还有一种咳嗽，叫作五脏咳。在中医理论中，咳嗽不仅仅是由于肺的原因引起的，还有可能是其他的脏腑病变影响到肺而产生咳嗽的症状。例如，有的宝宝容易拉肚子，消化吸收功能不好，脾脏虚弱，而脾是一个运送体内水湿的脏器，脾虚时水湿就容易停在体内，影响肺脏，就叫作"脾咳"。或者是容易哭闹的宝宝，肝气通行不畅，气逆影响肺脏，会产生"肝咳"。此外，还有心咳、肾咳等。以上提到的咳嗽，建议家长们带着宝宝在医生指导下，通过调理脏腑功能，进行有效治疗。

咳嗽是一种保护性反射，具有促进呼吸道的痰液和异物

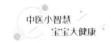

排出、保持呼吸道清洁与通畅的作用。如果直接使用镇咳药，则可能导致痰液无法排出，蓄积于气道内，反而加重病情。

中药在治疗咳嗽方面的优势非常明显，可以把病邪宣发出去，而不会造成中医所说的"闭门留寇"。选用什么样的中药，需要到正规的中医院找中医大夫开具中药方。中医治疗大的原则就是"见咳非止咳"，一定要引邪外出，具体还要结合不同的病因、不同的季节的发病来用药。"因人、因时、因地"是中医治疗优势所在。中药长于辨证论治，通过药味的加减化裁，宣发肺气，改善脾胃运化功能，化痰止咳，以达治疗疾病之本。

2. 推拿调理

按揉膻中穴 膻中穴位于胸前正中线上，两乳头连线的中点。此穴位是人体"气会"，所有与气机运行不畅相关的疾病都可以通过膻中穴进行调理。操作时让宝宝平卧或抱坐在大人腿上，用拇指螺纹面按揉，然后双手拇指相对，其余四指分开，自胸骨向两侧腋中线分推，以宽胸顺气。

按揉肺俞穴 肺俞穴位于第3胸椎棘突旁开1.5寸处。此穴位是肺气转输、输注之处，为治疗肺脏疾病的重要腧穴。操作时让宝宝俯卧，用双手拇指螺纹面进行按揉。

按揉迎香穴 迎香穴在鼻翼外缘中点旁，鼻唇沟中。如果宝宝咳嗽症状较重，且有鼻塞时，可以轻轻按揉鼻翼两侧的迎香穴。

◎ 调理食谱

1. 宝宝咳嗽时的饮食

富含蛋白质的食物　瘦肉、鸡蛋、牛奶、豆制品等。

富含维生素的食物　柑橘、苹果、梨、西红柿、菠菜、油菜、大白菜、胡萝卜等。

咳嗽期间，整体上的饮食选择要偏清淡、易消化、较黏稠的。

2. 宝宝咳嗽时的饮食禁忌

辛辣食物　以往有吃辣椒习惯的患儿，暂时先不要吃辛辣的食物。

水产品　鱼、虾、蟹等。

肥甘油腻的食物　油炸食物、肥肉、花生、瓜子、巧克力等。

3. 推荐的食疗方

木耳蒸蛋羹　黑木耳泡发洗净，撕成小朵或切碎，拌入打散的蛋液中，加入少许水，隔水蒸熟食用。

川贝炖雪梨　把梨削去皮，切开约 1/3 的顶部，挖去梨核，注意不要挖透底部。放入冰糖、川贝粉（最好不要添加水），把梨顶盖回去。隔水蒸 1～1.5 小时，如果用高压锅，时间可适当缩短些。将梨肉和梨汤全部吃光，止咳效果最好。

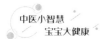

　　蒸盐橙　橙子表皮洗净，切开橙皮保留做盖，将橙子放入小碗内，用筷子在果肉上戳几个孔，撒适量食用盐，将橙皮盖在碗上后上锅隔水蒸 10 分钟。温度适宜后，让宝宝将橙肉和汤汁趁热服下。

小儿肺炎，生活调养好可缩短疗程

每到了换季的时候，茜茜都会难以避免地患一次感冒，每次都是又吃药又打针，前前后后折腾一两个星期，也就能好个八九成。可是这一次，一周过去了，茜茜发热、咳嗽等症状却一直没有好，渐渐地连呼吸声音也变粗了，两侧的鼻翼也随着呼吸一起一落，直觉告诉茜茜妈这次不是简简单单的感冒。果然一去医院，经过医生的检查，茜茜这次患的是肺炎！

◎ **医学加油站**

小儿肺炎　肺炎是婴儿期最为常见的疾病之一，是导致小儿住院的首要原因。因此，正确识别本病，并及时治疗就显得十分重要了。

肺炎的早期表现与感冒十分相似，以咳嗽、咳痰为主要表现，可伴有发热、呼吸频率增快，像我们前面提到的茜茜，她开始时的表现就是发热、咳嗽，可是渐渐地出现鼻翼跟随呼吸起伏，这就与一般的感冒不同了。若肺炎未及时控制，进一步加重，则会出现喘憋、发绀、精神萎靡、烦躁或嗜睡等表现。

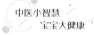

若宝宝在咳嗽、咳痰、发热、呼吸频率加快、喘憋、烦躁的基础上出现以下症状之一，需要立即前往医院。

呼吸频率加快　宝宝平时的呼吸频率要比成年人高，如果频率增加到 40 次 / 分以上，家长们就应该提高警惕，考虑宝宝可能是患有肺炎了。数呼吸的方法：在宝宝情绪相对稳定的时候，计算宝宝呼吸的次数，如果难以计算宝宝 1 分钟的呼吸数，也可以通过 15 秒的呼吸次数乘以 4 来粗略估计。需要注意的是，1 次呼气加 1 次吸气才算是 1 次完整的呼吸。

呼吸音变粗　正常情况下宝宝呼吸的声音家长是听不到的，患有感冒等症状导致呼吸音变粗时，其呼吸的声音也应该是均匀且柔和的。如果宝爸宝妈们发现宝宝的呼吸变成了呼哧呼哧的声音，呼吸声不均匀，那就说明病情可能有进展，需要看医生了。

鼻翼翕动　正常情况下，宝宝在呼吸的时候是没有鼻翼翕动的，而患有肺炎时，由于呼吸较平时费力，故而两侧鼻翼也会随着呼吸而起落，如同扇子一般。

感冒症状较前加重　给宝宝按照说明书要求服用了感冒药，但是几天过去了，宝宝的感冒症状未见好转，甚至出现了新的症状，此时就需要警惕肺炎的出现。

在照顾宝宝的过程中，宝爸宝妈们对于宝宝是最了解的，因此，如果你觉得自己的宝宝可能得了肺炎，那么，不管周围人怎么说，都应该直接带宝宝去正规的医院进行检查。

一、常见的肺炎种类及原因

羊水吸入性肺炎 在生产过程中由于种种原因引起胎儿缺氧，致使胎儿在子宫中呼吸，导致羊水吸入。这种情况多发生于产前或生产过程中。

胎粪吸入性肺炎 胎儿在母体内因缺氧排出胎粪，胎粪污染了羊水，然后被胎儿吸入后而诱发肺炎。此类肺炎同样发生在产前或是生产过程中。

乳汁吸入性肺炎 有些宝宝由于口咽神经反射尚未成熟，在喝奶的过程中可能会出现呛奶，导致乳汁误吸入肺，引发肺炎。此类肺炎多见于早产儿或体弱儿。

感染性肺炎 由于感染了病毒、细菌或支原体而引发肺炎，病毒感染可与细菌感染同时出现。此类肺炎多发生于换季及宝宝抵抗力较弱的时候。

二、如何预防肺炎？

1. 宝宝的房间应保持清洁，寝具衣物及时清洗、晾晒，卧室配备加湿器及空气净化器，保持空气的湿润度。

2. 在天气状况允许的情况下开窗通风，给宝宝穿衣、盖被要适度，记得"若要小儿安，常带三分饥与寒"。

3.宝宝的抵抗力相对较弱，若是家人患感冒，宝宝被传染后可能会发展为肺炎。因此，若是家人感冒，应注意与宝宝隔离，接触宝宝前应先清洗双手。

4.如果宝宝采用母乳喂养，那么，妈妈患有呼吸道感染，喂奶时要戴口罩；若病情极其严重，宝宝则需暂时改为人工喂养。

5.不要经常亲吻宝宝，尤其不要亲吻宝宝唇部，以免病菌传播。

6.喂奶时将宝宝头部适当抬高，喂完后拍嗝，尽可能避免宝宝呛奶。

三、家长们还能做些什么？

使用抗生素　前面讲到，肺炎可以由病毒、细菌、支原体等引起，病毒性肺炎可以同时合并细菌性感染。因此，治疗前需要化验检查致病原之后再选药。家长不能擅自做主，根据经验盲目给孩子用药。

雾化吸入疗法　这种治疗手段可以把止咳、化痰药或者抗生素通过物理方法雾化，将药物送入呼吸道内，对于呼吸道疾病来说，雾化吸入是一种非常有效的治疗手段。

以上所说的治疗方法，以及退热药、止咳祛痰药使用等都需要在医生的指导下有针对性地进行，家长切忌自作主张给宝宝进行治疗。如果怀疑宝宝得了肺炎，需要第一时间将宝宝送到医院。

在生活中，家长还需要注意：

保持居室环境良好　经常擦拭尘土，注意不要将尘土掸起，而应使用湿抹布或拖布拭去。

保证营养供给　为宝宝补充足够的能量及水分，如果宝宝喝奶有困难，可以用滴管一滴滴地喂给宝宝。

勤翻身　每半小时给宝宝翻一次身，预防肺内分泌物堆积。

勤拍背　竖抱宝宝，自下而上、自外周向脊柱给宝宝轻轻拍背，可以有效地帮助宝宝排出气道分泌物，有助于宝宝呼吸顺畅。

按揉膻中穴　膻中穴位于胸前正中线上，两乳头连线的中点。此穴位是人体"气会"，所有与气机运行不畅相关的疾病都可以通过膻中穴进行调理。操作时让宝宝平卧或抱坐在大人腿上，用拇指螺纹面按揉，然后双手拇指相对，其余四指分开，自胸骨向两侧腋中线分推，以宽胸顺气。

推肺俞穴　肺俞穴位于第 3 胸椎棘突旁开 1.5 寸处。此穴位是肺气转输、输注之处，是治疗肺脏疾病的重要腧穴。操作时让宝宝俯卧，用双手拇指分别自宝宝肩胛骨内缘从上向下推动 100 ~ 200 次。

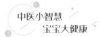

◎ **调理食谱**

1. 宝宝肺炎时的生活调养

注意补充水分 宝宝由于咳嗽、发热等，会大量消耗水分。因此，家长应当及时给宝宝补水，以利于痰液的排出和体温的恢复。

多吃清淡食物 如米粥、清炒时蔬、应季水果等。

2. 宝宝患肺炎时的食物禁忌

过咸的食物 尤其是咸鸭蛋、榨菜等腌制的食物。

生冷食物 生鱼片、冰激凌等。

肥甘油腻的食物 油炸食物、干果及巧克力等。

3. 推荐食物

蒸南瓜 南瓜洗净后，顶部切去一部分，去瓤，加入蜂蜜和冰糖，盖好顶盖，放入盘中隔水蒸1小时后，即可食用。

川贝猪肺炖雪梨 雪梨去皮切块，猪肺切块、焯水、漂去泡沫，然后将雪梨、猪肺与川贝一起放入砂锅内，加冰糖、清水，慢火炖煮3小时后服食。

参枣粥 党参12克，大枣6枚，粳米50克，一起放入锅中加水煮成粥食用。

令人迷惑的心肌炎表现

"小宝妈，你家小宝今天怎么没跟你出来呀？"

"小宝这次感冒快一周了，开始只是咳嗽，还有点拉肚子，后来去诊所看了也吃了药，现在咳嗽好点了，但精神还是挺蔫的，都不闹着跟我出门了，有时候还时不时叹气，真让人担心。"

"小宝妈，我看电视上讲，有的时候感冒也会引起心肌炎，有的就会有喘粗气、叹气这样的症状。要不你还是带小宝去医院看看吧，也放心点。"

"真的啊，我这就回家带小宝去医院。"

家长们，如果你们也遇到了小宝妈这样的情况，请尽早带孩子去医院就诊。接下来我们就心肌炎这个儿童常见疾病做个介绍。

◎ **医学加油站**

心肌炎 是由多种病原体（病毒、细菌、螺旋体、原虫等）、过敏或自身免疫疾病等引起的一种病变范围主要在心肌的炎症性疾病，儿童时期较为常见。

病毒性心肌炎，是其中一种最为常见的类型，它是由病毒感染心肌所致的以局限性或弥散性心肌炎症为主要病变的疾病。病原体包括肠道病毒（特别是柯萨奇病毒 B 组）、腺病毒、流感病毒、EB 病毒、巨细胞病毒及细小病毒 B19 等。临床上，不少孩子是急性上呼吸道感染后继发的病毒性心肌炎。但目前病毒性心肌炎的发病机制仍不是很明确，也缺乏特异性诊断和治疗方法，患儿的病情也轻重悬殊。因此，早期识别、及时诊治非常重要。

当孩子感冒后，尤其是伴有呕吐、腹泻的症状，或是咳嗽缓解，但是一直发热的孩子，我们都要小心心肌炎。

临床上，很多孩子发病前 1～3 周有上呼吸道感染、腹泻、腹痛、呕吐、发热等前驱症状，因此，家长们要格外注意感冒后数天到 3 周孩子的异常表现。心肌炎一开始症状多不明显，太小的孩子也不会主动叙述不适，大龄儿童可能会出现频繁的大喘气、胸闷、胸痛、乏力、多汗、头晕、面色苍白或发灰、腹痛、厌食等症状，也会有活动后气喘，相对平时更愿意休息，变得不爱活动或者有"发蔫"的情况。小婴儿会有缺氧的表现，如面色发白、口唇发青、四肢发凉、吃奶无力或拒绝母乳、精神萎靡等。

同时，家长们也要注意孩子的心率，对于大龄儿童可用手指按压于孩子腕部靠近拇指方向的桡动脉搏动点，感受安静状态下脉搏跳动的次数和规律。一般来说，心脏健康的孩子，年龄越小心率越快，如表 3-1 所示。如果感觉到搏动频率过慢或过快，搏动不规则，时快时慢等表现时，应及时到医院请医生判断一下病情。

表 3-1　各年龄段小儿的正常心率

年龄 / 岁	新生儿	＜ 1	2 ～ 3	4 ～ 7	8 ～ 14
心率 /（次 / 分）	120 ～ 140	110 ～ 130	100 ～ 120	80 ～ 100	70 ～ 90

心肌炎的临床表现差异很大，患儿从无明显症状或有轻微临床症状到休克、心力衰竭，甚至猝死，表现不一定一样，早期识别，及时就诊是治疗的关键。如果家长感到孩子状态不佳（上面提到的一些表现）前的 1 ～ 3 周有上呼吸道感染、腹泻、腹痛、呕吐、发热等前驱症状，要考虑心肌炎的可能，尽快到正规医院请专科医生诊治。

一、休息很重要，但要适度

病毒性心肌炎的治疗以休息、营养心肌为主要原则，多数有自愈倾向。但暴发性心肌炎引起的多器官功能衰竭需要及时给予支持治疗，同时防治心律失常、电解质紊乱等并发症，以预防心肌炎后遗症、扩张型心肌病的出现。

　　对于新确诊的儿童心肌炎或有心肌损害的孩子，一定要注意卧床休息，保证充足的睡眠，适当减少运动。此外，要遵医嘱定期复诊，监测血清心肌酶或心脏超声，观察心肌损害的恢复情况。但对于孩子来说，束缚天性不利于生理和心理的健康发展。因此，家长们要把握一个度。什么度呢？我认为完全的卧床休息并不利于孩子的休息。在门诊或生活中一些家长朋友们向我咨询此类问题时，我的个人建议是在稳定期要适当锻炼，要尊重孩子的主观感受，同时要知道孩子天性贪玩，要适当地约束，但是不要完全地束缚。古语有云："若褓褓不令占地气藏之，房帐之中使之不教见风日，致令筋骨缓弱，过岁不行，诚非爱护之法。譬如草木，生于山林容易合抱；至若园囿异果奇花，常加培植，秀而不实者有矣。"

　　临床上，我曾遇到过一个 3 岁多的心肌炎后遗症的小朋友，在外院检查动态心电图提示频发室性早搏，口服西药美托洛尔、辅酶 Q_{10} 等数月，期前收缩仍未见减少，气短乏力的症状也不见改善，不仅孩子妈妈着急上火，小小年纪的孩子也同样愁眉苦脸，进诊室时一言不发。细细地追问，孩子自从患病以来，家长严格遵医嘱限制孩子外出活动，本来应该和小朋友一起玩耍的时间全被限制在家里。孩子身体、心理都不舒服，病又怎么会好起来呢？根据孩子病情，我主要使用中医上的经典方剂玉屏风散、升降散，并加用生脉饮等养阴益气的药物处方，起到透余邪、调气机、养心气的作用，同时嘱咐其家长不要完全限制孩子的活动，让其适当地与小朋友外出玩耍，等好一些就去幼儿园上学。孩子家长对于我的建议也是将信将疑。两周后，他们又来了，这次小朋友一进门就腼腆地朝我们笑，还玩起了桌子上的脉枕。孩子妈妈说，孩子精神状态好多了，又像原来那样爱笑了，气短乏力的症状也有明显缓解。这是我们大家都愿意看到的。

孩子如果得了心肌炎，家长们重视是必需的，但孩子毕竟是孩子，他们渴望和别的小朋友一样跑跑跳跳，完全地限制他们，告诉他们生病了就要休息只会增加他们的压力，并不利于他们的康复。家长应该替孩子把握好玩耍和休息的度，在保证孩子有一定玩耍时间的同时，也要避免孩子玩得太忘乎所以。

二、中西医结合，分期治疗

我认为，治疗此病，要分清急性期和慢性迁延期。对于急性期，目前主要以中西医结合对症治疗为主。中医协同西药治疗，对于心肌炎急性期出现的高热、咽痛、心悸、烦躁不安等症状可起到一定的缓解作用。中医认为，心肌炎急性期的病机主要是风热邪毒外袭，沿着经络进入体内侵犯心脉而致心肌损害，故治疗应以清热透邪为主，养阴宁心为辅。

疾病迁延不愈，风热邪毒耗伤心阴，心功能日益受损，则出现心悸怔忡、乏力气短等后遗症。进入慢性迁延期，也就是所谓的后遗症期，此时中医治疗有明显优势。在此期治疗，中医以消除残余的病邪、滋心阴、养心气、安心神为主，可起到很好的缓解乏力、心悸、胸闷气短等症状的作用，还可起到预防感冒、防止心肌炎反复的作用。

我在临床发现，中药在心肌炎的治疗中无论在改善症状，还是从心脏超声传导和动态心电图心律方面观察，都有着非常好的效果，比单纯西药治疗的获益要大得多。

三、不可讳疾忌医，要相信医生

病史和症状是必须要参考的临床资料，但并不是说仅靠病史和症状就能诊断心肌炎，中医也不是只靠望闻问切就能做出诊断的。心肌炎的临床表现差异很大，早期识别，及时就诊是治疗的关键。就诊后确切的诊断还需一些理化检查指标的观测。因此，当医生怀疑心肌炎的时候，可能会开具一些检查，家长们不应怕孩子遭罪而盲目拒绝一切检查。还是像我之前说的，宝宝生病了要到正规医院就诊，也应相信医生。

四、心肌炎的生活防治方法

1.预防感冒，勤洗手，流感高发季节不去人多的公共场所。适当锻炼，增强体质，避免剧烈活动。

2.感冒后注意休息，尽量少吃鱼肉、羊肉及油炸等食品，以防郁热内生，外邪不出导致感冒迁延不愈。

3.保证营养均衡，多吃富含维生素 C 的水果、蔬菜，补充粗粮，以及瘦肉、牛奶、豆类等优质蛋白，尽量从天然食物中摄取膳食纤维、维生素等，尽量不吃各类营养品、保健品。

4.心肌炎后遗症期并非要完全限制活动，还是要让孩子与小朋友一起玩耍以保证其心理的健康发展。快乐是孩子最重要的一味药，不到万不得已不必完全限制孩子活动，以顺其天性。

◎ 调理食谱

心肌炎后遗症期扶正方：党参 6 克，黄芪 10 克，大米 200 克。将党参、黄芪洗净后放入适量的水中浸泡 30 分钟，再用文火煮沸 40 分钟，去除中药后，放入大米煮成粥即可，可加入少量白砂糖。此方具有益气固表，增强体质的功效。适用于心肌炎后遗症期体质虚弱、易患感冒者食用，但要注意心肌炎急性期、感冒发热期间、内热食积时不应食用。

呕吐不一定是疾病

3岁的果果是个可爱的小女孩，夏天，爸爸妈妈把果果送到奶奶家玩。爷爷奶奶特别喜欢她，总是给她买各种她喜欢吃的东西，像一些油炸食品、膨化食品、冷饮等，还总是怕果果吃不饱，尽可能地让她多吃点。这两天果果间断出现食后呕吐、腹胀，这可急坏了爷爷奶奶。

◎ 医学加油站

呕吐　宝宝吃的食物从胃中经口而出，医学上我们把这种现象称为呕吐。

宝宝的成长中，呕吐出现的频率还是挺高的，下面先让大家了解一下哪些呕吐是爸爸妈妈不需要担心，也不需要去医院就诊的。

1. 小儿哺乳后，乳汁自口角溢出，这是"溢乳"，多为哺乳过量或过急所致。出现溢乳，但不影响宝宝的进食，不改变宝宝的精神状态，这时不要担心，注意改善哺乳方法即可。注意不要一次给婴儿喂食太多，不要喂食太快。还要注意哺乳后要用正确的方法帮宝宝拍嗝。

2. 宝宝衣服紧小会压迫腹部，家长抱宝宝的姿势不妥也会致使宝宝胃部受到冲击，使乳汁经口而出。如有这样的情况需要给宝宝改穿宽松的衣服，家长也要注意改正抱孩子的姿势。

3. 宝宝不开心、哭闹后出现呕吐，吐后未出现其他异常的表现，宝宝情绪稳定后可正常活动、进食。这时家长也无须太担心。

4. 宝宝玩耍时将自己的手深入嘴巴吮吸，或用手指抠口腔而引起的呕吐，是非病态的呕吐，不需要到医院就诊。

除了上述的几种情况，其他原因引起的呕吐一般还是需要去医院就诊的。就医时，各位家长们还需要按照如下的条目与接诊医生进行交流，以便简单、高效地给出医生关注的信息。

呕吐的时间　告诉医生宝宝是晨起易呕吐还是夜间易呕吐，晨起呕吐多见于功能性的消化不良，晚上或夜间呕吐可见于幽门梗阻。宝宝呕吐与活动有没有关系，是安静的时候呕吐，还是体位改变或活动时发生呕吐，呕吐是持续发作还是间歇发作。

呕吐与进食的关系　需要告之医生，宝宝最近的食量、具体的食物名称。

三餐进食时间 是饮食稍多就呕吐，还是吃了饭随即呕吐，或者饭后间隔一段时间发生呕吐，吃饭与呕吐大约间隔多长时间。

呕吐物的性质 向医生描述呕吐物的气味，是发酵、腐败的气味，还是带有粪臭味。前者多见于胃潴留，后者一般提示小肠梗阻。呕吐物为清水痰涎状还是黄绿苦水，有无夹杂食物残渣或血丝、血块。

发作的诱因 与宝宝的体位、咳嗽等有没有关系。

伴随症状 宝宝有无发热、腹痛、腹泻、食欲不振、烦躁等伴随呕吐而出现的症状。

诊治情况 是否做过 X 线钡餐、腹部 B 超等检查，服用过什么药物。

一、宝宝为什么会出现呕吐？

《幼幼集成·呕吐证治》中提到："盖小儿呕吐，有寒有热有伤食，然寒吐热吐，未有不因于伤食者，其病总属于胃。"意思是说小儿呕吐多与饮食不当有关。《幼科发挥》有"小儿呕哕不止，多是肝胆二经之病"之说。《医宗金鉴·幼科杂病心法要诀》又有"夹惊吐者，多因饮食之时，忽被惊邪所触而致吐也"之论。指出宝宝情绪波动或受到惊吓也可出现气机逆乱而呕吐。

食物积滞于胃肠 小儿乳食过多，喂养不当，或较大儿童吃了过多生冷、辛辣或肥腻的食物而消化不良，饮食物积滞于胃肠，使宝宝脾胃不能正常运转，气机失调，胃气上逆而发生呕吐。

乳母饮食不当　乳母食用过多辛辣或生冷之品，使乳汁蕴热或寒凉，宝宝饮其乳，脾胃积热或受寒，脾胃失调而发生呕吐。

宝宝心情受到影响　宝宝也是有思想活动的，当环境改变，宝宝不能立刻适应，或者想做的事情没能被允许，又或者遭受打骂等，都会影响到宝宝的心情。宝宝不开心，情绪有波动，也会导致呕吐的发生。

宝宝受到惊吓　小儿体弱易受外界的影响，如果突然见到异物受到惊吓，也会导致呕吐。

二、哪些疾病易引起宝宝呕吐？

感冒发热、咳嗽　呕吐是许多疾病，尤其是消化系统疾病常见的一个症状。其实，感冒发热、咳嗽也可以出现呕吐，一般感冒、咳嗽好转，呕吐会随之消失，但要注意宝宝有没有新的症状出现。

胃肠道疾病　食物中毒、急慢性胃肠炎、急性阑尾炎、肠套叠等均可出现呕吐症状。食物中毒一般是餐后短期内发生的呕吐，多是集体发病，多人同时出现呕吐；急慢性肠炎除了呕吐，多伴有腹痛、腹泻；急性阑尾炎多以腹痛为主，

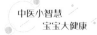

腹痛多为右下腹阑尾点压痛，伴有恶心、呕吐，呕吐症状不明显；肠套叠会有阵发性剧烈的腹痛，患儿时而哭闹不安，时而安静如常，发病前多出现腹泻，除了呕吐还可能出现果酱样的血便。

耳鼻咽喉科疾病 青光眼、屈光不正、迷路炎也可出现恶心呕吐。剧烈咳嗽、鼻咽喉部的炎症刺激咽部也可以引起呕吐。

颅内感染或颅脑损伤 各种脑炎、脑膜炎或颅内血肿可出现呕吐，但这些疾病不会只出现呕吐，还会伴有发热或意识障碍等其他的症状。

其他疾病 尿毒症、糖尿病酮症酸中毒、药物中毒、重金属及有机磷中毒等呕吐多为首发症状。

总的来说，呕吐一般分为三类。

第一类，反射性呕吐 包括胃十二指肠疾病（食物中毒、急慢性胃肠炎、消化性溃疡、幽门梗阻等）、肠道疾病（急性阑尾炎、肠梗阻等），以及肝脏、胆囊、胰等疾病。

第二类，中枢性呕吐 包括各种脑炎、脑膜炎、癫痫、迷路炎等。

第三类，神经性呕吐 常见功能性呕吐、神经性厌食等。小儿功能性呕吐较常见，而中医对治疗功能性呕吐疗效显著。

三、小儿出现呕吐，家长怎么办？

宝宝出现呕吐，家长要密切观察病情变化。要注意呕吐出现的时间，同时家长要想一下可能出现呕吐的原因，如宝宝有没有进食过多，有没有吃生冷或不易消化的食物，有没有不开心或受到惊吓等。也要注意一些伴随症状的出现，如发热、腹痛、腹泻、食欲不振、烦躁等。

如果考虑是饮食过多或贪凉引起的呕吐，宝宝呕吐后无其他不适，可正常活动玩耍，家长先不要让宝宝吃任何东西，可以喝点温水，然后密切观察。若宝宝呕吐多次，并出现发热、腹痛、腹泻或精神状态的改变，要及时就医。

四、中医对小儿呕吐的治疗

1. 中药治疗

中医根据宝宝呕吐的症状不同，大体可分为 5 种主要的类型，常用药物仅供家长参考，具体药物配伍及用量仍需专科医生开具。

外邪犯胃 《幼科要略》云："胃为水谷之海，其上有口，其下有口，最虚则善受，故诸邪皆能入之。"当小儿外感风寒之邪，寒气入脾胃，使脾胃不和，胃气上逆则会导致呕吐。主要表现为突然出现呕吐，呕吐物清稀，或伴有流涕、发热，大便未解或便稀不化。治疗上需疏风解表，和中降逆。常用散寒解表和降逆止呕的中药。

乳食积滞　《证治准绳·幼科》中提到"伤乳吐，才乳哺后即吐，或少停而吐，此因乳饮无度，脾气弱不能运化，故有此证。比如小器盛物，满则溢。"说明伤食引起呕吐比较多见。多表现为呕吐频繁，呕吐物多有乳块或未消化的食物残渣，烦躁哭闹，拒食拒乳，腹部胀痛拒按，大便秘结或泻下酸臭。治疗上常以消食导滞，和胃止呕为主。常用消食和胃类的中药。

脾胃虚寒　《医学精要》中说："胃虚而吐，虚则生寒，寒则不纳也。"其认为若小儿素体脾胃阳虚，或久病气虚，则胃寒不纳而致呕吐。常见食后良久方吐，或朝食暮吐，吐出物多为清稀痰水或不消化残余乳食，酸臭味不大，时吐时止，精神疲倦，或腹部隐痛，大便溏薄。治疗一般以温中散寒，和胃降逆为主，常用温中散寒止呕类的中药。

惊恐呕吐　多表现为受惊恐后呕吐清涎、面色忽青忽白、心烦、睡卧不安、惊慌恐惧、爱哭闹。治疗上以疏肝理脾，镇惊止呕为主，多用镇惊止呕类的中药。

肝气犯胃　主要表现为呕吐酸水、频繁打嗝、胸胁胀痛、烦闷、心情不舒畅，当情绪不畅时呕吐加重，易怒多啼。治疗以疏肝理气，和胃降逆为主，常用疏肝理气，调理脾胃气机的中药。

2. 中医推拿

小儿推拿因疗效突出越来越受宝爸宝妈们的欢迎，根据引起呕吐的原因不同，推拿所用的手法和穴位也就有所不同。

伤食呕吐　需掐合谷、泻大肠、分阴阳、清补脾经、清胃经、揉板门、清天河水、运内八卦、按揉足三里。每次 5～10 分钟，每日 1～2 次。

虚寒呕吐　需补脾经、揉外劳宫、推三关、揉中脘、分阴阳、运内八卦。每次 5～10 分钟，每日 1～2 次。

每位宝宝呕吐的原因、发病程度等不同，具体治疗手法还需听从专业医生的建议。

五、生活中防治宝宝呕吐的方法

宝宝出现呕吐，首先，要听从医生的建议是否需要用药治疗。其次，要注意宝宝平素的生活起居，辅助医生治疗。通常情况下，各位家长们可以从以下几点入手。

暂时禁食　呕吐较重时需要暂时禁食，具体禁食时间需要询问专科医生。呕吐较轻者，可进食易消化的流质或半流质食物，如米汤，一定要注意少量多次地进食。

饮食规律　平时宝宝饮食要规律，定时定量，不要太饱。宝宝的食物一定要新鲜、清洁。那些煎炒、肥腻、不易消化的食物切记不要多吃。

合理哺乳　婴儿哺乳时不要太急，以免宝宝吞进空气而溢乳。哺乳后可以抱正身体，轻轻拍宝宝的背部，使吸入的空气得以排出。

防止呛咳　宝宝仰卧位时发生呕吐，要立即让宝宝变成侧卧位，防止呕吐物呛入气管。

服药适量　给宝宝服药时，药液不要太热，服药时不要太急，最好少量多次服用。必要时，可以服一口，停一下，然后再服。

食积就健胃消食，小心"反作用"

　　2 岁的童童最近不爱吃饭，肚子也总是胀胀的，吃点东西就会打嗝，口里还有异味。童童妈妈为了让她多吃点东西，特意研究了很多食谱，可是童童还是没有食欲。

◎ 医学加油站

　　食积　指小儿乳食喂养不当，饮食停聚胃肠，未能及时消化的一种胃肠疾患。通常宝宝食积会出现一些典型的表现，如不想吃饭、食欲降低、腹部胀满、口中异味、打饱嗝、呕吐酸臭未消化的食物、大便不调、腹泻或便秘、大便奇臭，也可伴有烦躁不安、夜间哭闹等症状。

　　宝宝一年四季均可发生食积，但夏秋季节发病率较高；各个年龄段均可发病，但以婴幼儿多见，特别是脾胃较弱，以及人工喂养的婴幼儿。食积既可以单独发生，也可以与感冒、腹泻、疳证等其他疾病并发。本病一般预后良好，但要注意及时治疗，若经久不愈，耽搁治疗，会影响小儿营养和生长发育，或变生他病。

宝宝出现食积，还是需要及时就医治疗，各位家长需要按照如下的条目与接诊医生进行交流，以便简单、高效地给出医生关注的信息。

宝宝的喂养方式　患儿出生后到现在是母乳喂养还是人工喂养，以及母乳喂养或人工喂养的时间。

辅食添加情况　宝宝现在有无添加辅食，若有添加，则须告之医生辅食添加的时间、种类及每次的进食量。

近期有无饮食不当而损伤脾胃　近期有无因为饮食不当出现胃肠不适的情况，如出现腹胀、呕吐、腹泻、便秘等。

呕吐物及大便的性状　若出现呕吐，呕吐物的气味是发酵、腐败的气味，还是带有酸味或粪臭味；呕吐物是清水痰涎状还是黄绿苦水；有无夹杂食物残渣或血丝、血块。每天的大便次数，大便是干还是清稀，是否如水样，是否夹有乳块或不消化的食物残渣，大便是否酸臭。

腹部不适感　患儿腹部有无腹胀、腹痛等不舒服的感觉，具体不适的位置及这种不适感出现的时间。

诊治情况　患儿有无在其他地方就医，做过什么检查，服用过何种药物。

一、宝宝为什么会出现食积？

中医认为，小儿食积多与乳食不化、脾胃虚弱有关，及时找出病因，对症治疗，会有很好的疗效。

喂养不当 小儿乳食不知节制，若喂养不当，容易被乳食所伤；若哺乳不规律，喂养过急或过量，又或冷热不适，易损伤小儿脾胃，影响乳食消化，而致乳食停聚胃肠；若饮食不规律，挑食或暴饮暴食，又或吃太多肥甘厚味、生冷之品，以及添加辅食过多过快，均可影响脾胃的消化功能，而导致饮食消化不良，停聚脾胃而致食积。

脾胃虚弱 小儿禀赋不足，脾胃素虚，或病后失调，脾胃虚弱，稍有乳食增加或喂养不适，就会导致饮食不消化而发展为食积。

二、食积对宝宝有哪些不良影响？

食积影响小儿的乳食，不及时治疗，迁延日久会影响宝宝的营养状况和生长发育，甚至发展成疳证。中医有"积为疳之母，无积不成疳"之说。疳证是一种小儿营养不良性疾病，主要表现为形体瘦弱，体重一般低于正常同龄儿平均值15%以上，面色没有光泽，毛发稀疏枯黄，食欲不振或多食，大便稀或便秘，烦躁易怒，或精神不振，或喜揉眉擦眼，或吮吸手指、磨牙。因此，宝宝出现食积要积极治疗，防止病情加重，变生他病。

食积也容易引起身体发热，体温一般不会很高，但也要重视。当食积宝宝发热，要注意判断是食积引起的还是感冒或其他原因引起的体温升高，注意及时就医以寻求专

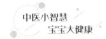

业的指导。

三、小儿出现食积，家长怎么办？

宝宝出现食积，家长需要想一下可能出现食积的原因，比如，宝宝有没有饮食过量，有没有吃太多不易消化的食物等。也要注意一些伴随症状的出现，如腹泻、呕吐、便秘等。

如果宝宝只是轻微的腹胀，没有腹泻、呕吐等的出现，宝宝的精神状态也没有明显改变，家长可以尝试轻揉宝宝腹部，或给宝宝吃点消食的药物，密切观察宝宝的状态。若腹胀没有明显改善，或伴腹泻、呕吐等症，要及时就医诊治，以防变生他病。

四、中医对小儿食积的治疗

中医对小儿食积的治疗，疗效比较显著，尤其是小儿推拿的疗效更为突出，宝宝也容易接受，很受广大家长的欢迎。

1. 中药治疗

宝宝食积，可以尝试服用一些中成药物，用量仍需专科医生开具。

保和丸 主要适用于有以下表现的宝宝：不爱吃饭，打饱嗝，口中有酸臭气味，呕吐食物、乳片，腹部胀满、疼痛拒按，烦躁哭闹，夜晚睡不安稳，大便酸臭。

健脾丸 主要适用于有以下表现的宝宝：不想吃饭，吃一点儿饭就饱了，喜欢趴着或按揉腹部，大便酸臭或夹有不消化食物的残渣，面色萎黄，没有精神，体型偏瘦。

2. 中医推拿

由于引起食积的原因不同，体质有别，故推拿手法、选择的穴位也不尽相同，以下内容仅供参考。

乳食内积　清胃经、揉板门、运内八卦、推四横纹、揉按中脘、揉按足三里、推下七节骨、分腹阴阳各 50 次，每天 1～2 遍。若积滞化热，加清天河水、清大肠、揉曲池各 50 次，每天 1～2 遍。也可以配合捏脊疗法。

脾虚夹积　补脾经、运内八卦、清补大肠、揉按中脘、揉按足三里各 50 次，每天 1～2 遍。也可以配合捏脊疗法。

如果分不清食积证型，宝爸宝妈们还可以在家给宝宝按揉中脘、梁门等穴位，以缓解宝宝的症状。中脘位于腹部正中线，在肚脐上方 4 倍宝宝拇指宽度处；梁门与中脘相平，位于肚脐上方 4 倍宝宝拇指宽度处，距腹部正中线 2 倍宝宝的拇指宽度。按压穴位时，宝宝可能会有酸麻胀痛的感觉。按揉穴位相比针刺腧穴力度小，如需针刺治疗还是要带宝宝去医院寻求专业医生的帮助。

五、可以长期给宝宝服用健胃消食的药物吗？

生活中通过电视广告或药店推荐，会接触到一些健胃消食的中成药，药物成分又含有许多常见的食材，许多家长认

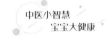

为这些药物无不良反应，有的家长甚至会长期给宝宝服用，以求宝宝食欲增加，饭量变大，抵抗力增强，身体更强壮。事实上，无论中药还是西药，都会有其一定的作用，但如果应用不当，也会出现一些意料之外的"反作用"。据了解，长期服用这些所谓的健胃消食药物，不仅会影响宝宝正常的胃肠蠕动，还会影响身体正常的调节机制，导致营养吸收不良、便秘等不良反应。因此，不能给宝宝长期服用健胃消食药物。

对于食积，中医以消食化积为要，西医以促进胃肠蠕动为要。无论服用中药还是西药，宝宝年龄不同，引起食积原因有异，服用的药物种类、药量及频次也会有所差异。又因为小儿体质娇嫩，疾病发展迅速，故应及时就医，根据医嘱服用药物是家长们的最佳选择。

六、从生活起居上预防宝宝食积

各位家长可以从以下几点入手。

合理喂养 喂养宝宝乳食要定时定量，饮食物富有营养，新鲜清洁，易于消化，切忌暴饮暴食及吃太多肥甘厚味、生冷之品。

逐渐添加辅食 随着婴儿年龄的增长，逐渐增加辅食的种类与用量，切忌偏食及一次性添加的食物种类过多。

食积患儿暂时控制乳食 食积患儿，尤其是出现呕吐的患儿，需暂时控制乳食，可少量多次饮水。待积滞、呕吐缓解后，逐渐恢复正常乳食。

适量运动　对于儿童出现食积，若精神状态还不错，可搭配适量运动，促进胃肠蠕动，促进乳食的消化。但要注意运动强度适中，可散散步、做做操之类。

◎ 调理食谱

平时容易出现食积的宝宝，可以通过合理膳食改善及预防。

适量食用粗纤维食物　粗纤维即膳食纤维，富含粗纤维的食物包括一些粗杂粮，像玉米、小米、高粱、荞麦、燕麦，还有一些蔬菜、薯类，如芹菜、萝卜、菠菜、白菜、南瓜、土豆等。粗纤维食品多种多样，它对肠胃的保健功效也因人而异，家长需要不断尝试，找到适合自家宝宝体质和口味的食物。

适量补充 B 族维生素　B 族维生素可以起到促进胃肠蠕动，帮助食物消化的作用，适当补充 B 族维生素，可以预防宝宝食积。常见的富含 B 族维生素的食物有豆类、牛奶、绿色蔬菜、瘦肉等。

宝宝出现轻度食积，在医生指导的前提下，可以配合以下食谱辅助治疗。

焦米糊　制作方法：小米粉 50 克，倒入干净无水的炒

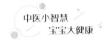

锅中，小火慢炒，至小米粉发黄即可关火。取适量炒好的小米粉加入适量的水，煮至糊状即可。

冰糖山楂雪梨汤　制作方法：山楂适量洗净去核，雪梨去皮切块。将雪梨块放入汤锅，加适量的水煮开，再加入去核的山楂，煮开后加入适量冰糖，小火煮至汤成微红色即可。

萝卜粥　制作方法：白萝卜1个，大米50克，红糖适量。把白萝卜、大米洗净备用。萝卜切片，先煮30分钟左右，再加大米同煮（不喜欢吃萝卜的可把萝卜捞出后再加米）。煮至米烂汤稠，加红糖适量，煮沸即可。

腹痛内因多，在家观察安全吗？

小朵朵今年 5 岁了，周末和姑姑去动物园玩，因为天气炎热，在动物园吃了最喜爱的冰激凌。晚饭，姑姑又带果果去吃了西餐，朵朵吃了好多炸鸡腿，还吃了甜筒冰激凌。晚上睡觉的时候朵朵就开始腹痛。

◎ 医学加油站

腹痛　以腹部疼痛为主要特征，是小儿常见的一种症状。腹痛涉及的疾病范围很广，许多疾病都可以出现腹痛的症状，尤其是外科急腹症，这类疾病还是比较凶险的，需要家长对病情的轻重缓急有一定的基本判断。

小儿腹痛，无论急性腹痛还是慢性腹痛，发病原因均较复杂，发病一般没有季节性，任何年龄都可出现。学龄儿童可以根据自己的真实体会，准确地描述疼痛的部位及疼痛的程度。但是对于小宝宝而言，他们的语言功能发育尚未完善，需要家长们通过细致地观察才会发现，如常常无理由地哭闹，常常把小手放在肚子上，或者饭量比平时少很多，或者突然

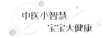

不爱跑跳了。

宝宝出现腹痛，需要及时就医治疗，各位家长需要按照如下的条目与接诊医生进行交流，以便简单、高效地给出医生关注的信息。

腹痛发作的诱因 宝宝有没有受凉，乳食的喂养情况如何，近期摄入食物的种类及用量，有没有外伤或手术等病史。腹痛有没有因为某些因素（如呕吐后，按揉腹部、腹部热敷、饮用热水等）而缓解。

腹痛的时间 宝宝什么时候开始出现腹痛，是否突然出现腹痛，是否经常出现腹痛；腹痛有没有时间规律，与进食、活动、体位有没有关系。

腹痛的部位 开始疼痛时的位置，最疼时的位置及目前腹痛的部位。

腹痛的性质 腹痛是疼痛难忍、宝宝哭闹不止，还是隐隐作痛、胀痛等。

腹痛的伴随症状 宝宝有没有出现恶心、呕吐、腹泻或便秘的情况，有没有发热、面部及身体发黄，有没有食欲减退、反酸、打饱嗝等。

诊治情况 宝宝近期因为腹痛的就诊情况，包括做过的检查、服用的药物及输液情况。

一、宝宝为什么会出现腹痛？

《幼幼集成·腹痛证治》中提到"夫腹痛之证，因邪正交攻，与脏气相击而作也。有冷、有热、有虫痛、有食积，辨证无讹，而施治必效。"中医多认为，小儿腹痛与腹部受凉、饮食积滞等原因有关，找出病因，对症治疗，会有很好的疗效。因此，家长们一定要仔细分析有可能出现腹痛的原因，以便全面了解孩子的病情。

腹部受寒 小儿寒温不知自调，若护理不当，衣被单薄，腹部被风、寒之气所伤，或因食用过多的生冷、寒凉之品，寒伤脾胃阳气，会使气机不畅，经络不通，不通则痛，故出现腹痛。

乳食积于胃肠 小儿乳食不知节制，若喂养不当，哺乳不节，喂养过急或过量，又或冷热不适，易损伤小儿脾胃，影响乳食消化，而致乳食停聚胃肠。若饮食不节，偏食或暴饮暴食，又或吃太多肉食、生冷或油腻之品，以及添加辅食过多过快，均可影响脾胃的消化功能，而导致饮食物消化不良，停聚脾胃而出现腹胀、腹痛之症。

外伤或久病不愈 因外伤，或手术后腹内经脉受损，瘀血阻滞；或久病不愈，瘀阻经脉，均可因气血运行受阻而出现腹痛。

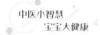

二、哪些疾病易引发宝宝腹痛？

胃肠道疾病　婴幼儿多见于急慢性肠炎、肠系膜淋巴结炎、肠痉挛和肠套叠，需要家长对这些疾病有基本的了解，以更好地判断病情的轻重缓急。急慢性肠炎多有腹痛，还常伴有腹泻、呕吐等症状；肠系膜淋巴结炎多表现为右下腹或者脐周的痉挛性疼痛，常伴有发热、腹泻和呕吐等症状；肠痉挛多见于婴儿，多为反复发作的阵发性腹痛，排气、排便后可缓解；肠套叠，婴幼儿时期多见，病情多危急，多突然发作剧烈的阵发性绞痛，患儿哭闹不安、面色苍白，持续数分钟或更长时间后腹痛缓解，患儿可安静或入睡，但间歇10～20分钟又出现腹痛，还可伴随呕吐、血便。

心理因素所致功能性腹痛　这是一种常见的儿童期心身疾病。多与情绪改变、生活事件、家庭成员过度焦虑等有关。多为弥漫性、发作性腹痛，持续数十分钟或数小时而自行缓解，可伴有恶心、呕吐等症状。

三、小儿出现腹痛，家长怎么办？

宝宝出现腹痛，家长要密切观察病情变化。要注意腹痛出现的时间，同时家长要想一下可能出现腹痛的原因，比如，宝宝有没有受凉，有没有吃生冷或不易消化的食物等。也要注意一些伴随症状的出现，如腹泻、呕吐等。

如果宝宝腹痛可耐受，哭闹不明显，无其他症状出现，若考虑是受凉或贪食凉食引起的，可以试试做热敷，喝点热水或热汤；若考虑是饮食过量、消化不良或便秘引起的，可试试轻揉宝宝的腹部。如果以上的方法改善腹痛不明显，又或出现腹泻、呕吐等其他症状，要及时就医诊治。

如果宝宝说"肚子疼"，捂着肚子，或弯着腰，或蹲在地上，又或趴在床上，表情痛苦，面色苍白，或伴有腹泻、呕吐等，最好不要自行处理，要及时就医。

有时宝宝说"肚子痛"，可能是假的哦，可能是想博得爸爸妈妈的关注，或者不想去幼儿园、不想睡觉等，此时家长要注意辨别。

四、中医对小儿腹痛的治疗

腹痛一般分为三类：第一类是腹部器质性疾病，常见的如肠梗阻、肠套叠、阑尾炎、肠道寄生虫病等；第二类是全身性疾病及腹部以外器官疾病产生的腹痛，如过敏性紫癜、荨麻疹、心肌炎、大叶性肺炎等；第三类是功能性腹痛，如肠痉挛、再发性腹痛等。功能性腹痛的发病率最高，而中医对功能性腹痛和某些腹部器质性疾病，如慢性肠炎、肠系膜淋巴结炎等，有较大的治疗优势。

1. 中药治疗

根据宝宝的症状不同，中医把小儿腹痛大体分为以下 4 种主要的类型，常用药物仅供家长参考，具体药物配伍及用

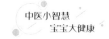

量仍需专科医生开具。

腹部中寒　《诸病源候论·小儿杂病诸候·腹痛候》中提到："小儿腹痛，多由冷热不调，冷热之气与脏腑相击，故痛也……冷而痛者，面色或青或白，甚者乃至面黑，唇口爪皆青是也。"因寒引起的腹痛的主要表现：腹痛阵作，疼痛比较剧烈，疼痛部位喜欢温暖，腹部得温，疼痛会有缓解。腹部再受寒，疼痛会加重，可能会出冷汗，嘴唇紫暗，手脚冰凉，也可能会伴有腹泻、呕吐等症状。治疗上以温中散寒，理气止痛为主，常用温通散寒的中药。

乳食积滞　小儿对疾病的抵抗力较差，饮食又不知道节制，中医常说小儿"脾常不足"，一旦调护失宜，易被饮食所伤。乳食积滞的腹痛多为腹部胀满疼痛，按压腹痛部位时腹痛加重，口气酸臭，不爱吃饭，矢气频作，粪便秽臭；或腹痛欲泻，泻后腹痛减轻；或出现呕吐，呕吐物酸臭；晚上睡觉不安稳，时常啼哭。治疗上多消食导滞，和胃止痛，常用行气消食的中药。

胃肠热结　感受暑热或乳食积滞不化，而至热结肠胃，腑气不通，发生腹痛。多表现为腹痛拒按，腹部遇热疼痛加重，面赤唇红，烦躁不安，手足心热，喜喝冷饮，小便偏黄，大便干结。需用通腑泄热，行气止痛之法，常用行气消食的中药配合清热通腑的中药。

脾胃虚寒 小儿平素阳虚或病后体弱，脾阳不振，藏腑虚冷，主要表现为腹部隐隐作痛，时作时止，腹部得温或按压腹部疼痛缓解，饭后腹痛减轻，精神倦怠，手脚不温，食量减少或食后腹胀，大便稀溏。治疗上需温中补虚，缓急止痛，常用温中缓急止痛类的中药。

2.中医推拿

宝宝出现腹痛，排除病情危急重者，可以配合推拿缓解疼痛。一般可按揉中脘、分腹阴阳、摩腹、清补脾经、运八卦等，每次20～40分钟，每日1～2次。

还可以按揉中脘、合谷等穴位缓解宝宝的腹痛。中脘位于腹部正中线，肚脐上方4倍宝宝拇指宽度处。合谷位于手背第1、第2掌骨间，第2掌骨桡侧的中点处。按压穴位时，宝宝可能会有酸麻胀痛的感觉。

3.外治疗法

葱熨法 用淡豆豉、食盐、葱白适量，生姜数片，一起捣烂，同炒至热，用细布包裹，温熨脐腹部，同时轻轻揉按，冷后炒热再熨，直至痛止。此方法适用于因寒而致的腹痛，同时要注意小儿皮肤娇嫩，温度不适宜过高，以免烫伤。

盐熨法 单以炒热的粗制食盐，布包热熨。注意温度适宜，切勿烫伤

艾叶熨法 艾叶温中除寒止痛，可治疗由外感风寒、寒

湿、脾虚及伤食等引起的腹痛。陈艾叶 30 克，去粗梗、叶柄等杂质，以清水湿润，并加适量白酒混合，再将艾叶揉搓至松软，然后用软布或纱布包好，直接敷于脐部。

五、在家里如何防治宝宝腹痛？

为尽量避免宝宝出现腹痛。各位家长们可以从以下几点入手。

避免受寒　注意气候变化，及时增减衣物。注意腹部保暖，以免受寒而引起腹痛。

乳食有节　注意饮食卫生，食用新鲜干净的食物。避免暴饮暴食，也不要多食生冷瓜果。让宝宝养成良好的饮食习惯，定时定量，不要进食过多。避免餐后剧烈运动，切忌在玩中进食。

服药适量　给宝宝喂药时，药液不要太热，服药时不要太急，若伴有呕吐者，需少量多次服用。必要时，可以服一口，停一下，然后再服用。

及时就医　很多疾病可以出现腹痛，有些疾病比较凶险，若腹痛明显或持续者，要及时就诊，以免贻误病情。

了解腹泻元凶，养育宝宝不慌乱

琪琪是个可爱的小宝宝，最近正处于三伏天，天气炎热，加上琪琪过 3 周岁生日，妈妈为满足她的要求，带她去吃冰激凌。琪琪吃得有点多，加之冰激凌店里的空调有些过凉，第二天琪琪就出现肚子痛，腹泻，大便稀。

◎ 医学加油站

腹泻 也是我们通常说的"拉肚子"，一般表现为宝宝大便次数增多和大便稀薄或如水样，是小儿最常见的疾病之一，尤以 2 岁以下的婴幼儿多见，年龄越小，发病率越高。

通常宝宝每日大便的次数超过 3 次，便质稀薄，排粪量明显增多，则应考虑为腹泻了。由于消化不良引起的宝宝腹泻较为常见。初为父母的家长有时候不好掌控娃娃的进食量，总有一不小心就喂多了的时候。宝宝吃多了就会出现食积，拉的便便也特别臭，类似于臭鸡蛋的味道，而且还容易粘马桶壁。此外，感染引起的腹泻也不乏少数，如秋季轮状病毒感染，表现为水样便便、呕吐及发热，发热特点为低热，腋

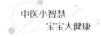

下温度波动在 37 ～ 38℃。误食致敏性食物、气候骤变也会
引起肠道菌群失调而出现腹泻。

对于母乳喂养的新生儿，由于母乳中含有具有润肠通便
的低聚糖，所以常常会便质偏稀，有的甚至 6 ～ 10 次 / 天，
但这都属于正常现象。如果怀疑宝宝腹泻，首先应注意宝宝
是否存在精神不佳、饮食减少等伴随症状。如果实在不放心，
可以到医院给宝宝的大便做个便常规，从大便的成分中确认
一下究竟是否为腹泻，为何腹泻。

宝宝腹泻严重时，需要及时就医治疗，各位家长需要按
照如下的条目与接诊医生进行交流，以便简单、高效地给出
医生关注的信息。

腹泻的时间　宝宝什么时候开始出现腹泻，是否经常出
现腹泻，腹泻有没有时间规律，与进食有没有关系，每日排
便的次数。

腹泻的诱因　宝宝目前的喂养方式，辅食的添加情况，
近期进食的种类、频次及进食量，近期有没有受凉或食用生
冷瓜果，有没有进食不干净的食物。

排泄物的性状　大便稀薄还是如水样，颜色呈黄色还是
黄绿色，大便清稀还是夹有乳块或不消化的食物残渣，大便
是否有酸臭味。

伴随症状　宝宝有没有精神状态的改变，如精神萎靡、

烦躁或嗜睡等。有没有出现发热、恶心、呕吐、腹胀等症状。

诊治情况 患儿有无在其他地方就医，做过什么检查，服用过何种药物，有没有静脉用药。

一、宝宝为什么会出现腹泻？

《古今医统·幼幼汇集·泄泻门》提到："泄泻乃脾胃专病，凡饮食、寒、热三者不调，此为内因，必致泄泻。"又《上经》所论："春伤风，夏飧泄；夏伤暑，秋疟，秋伤湿。"此皆为外因，亦致泻泄。前面的引文指出小儿腹泻多与脾胃虚弱、饮食不调、天气变化等有关。

脾胃虚弱 小儿素体脾虚，或久病迁延不愈，或用药过度，都能导致脾胃虚弱。脾胃虚弱，不能适应对食物质和量的较大变化，对食物的消化吸收能力较弱，易发生消化道功能的紊乱。

乳食不当 小儿消化能力弱，乳食又不知控制，若哺乳或辅食添加不当，喂养过急或过量，又或过食生冷瓜果及不消化食物，增加胃肠负担，影响胃肠消化功能，从而发生腹泻。

气候变化 气候突然变化或腹部受凉，会使肠蠕动增加而发生腹泻。天气过热，消化液分泌减少也可以诱发胃肠功能紊乱而致腹泻。

肠道菌群失调 正常肠道菌群对入侵的致病微生物有拮抗作用，小儿肠道菌群尚未完善，对致病微生物抵抗力低，易肠道感染而腹泻。改变饮食可使肠道内环境改变，而滥用抗生素也可使肠道正常菌群失调，从而引起肠道感染。

二、从西医角度看宝宝腹泻的原因

轮状病毒肠炎　多发生于 6～24 个月的婴幼儿，起病急。病初 1～2 天常发生呕吐，随后出现腹泻。大便次数及水分多，呈黄色水样或蛋花样便，并带有少量黏液，无腥臭味。数日后呕吐渐停，腹泻减轻，一般 3～8 天痊愈，少数病程较长。

诺如病毒肠炎　四季均可出现，冬季多为暴发高峰。本病多发生在集体机构，如餐馆、托儿所、医院、学校等。发病急，多呈暴发性，易引起突发性公共卫生问题。主要症状为阵发性腹痛、恶心、呕吐和腹泻，可伴有畏寒、发热、头疼、乏力和肌痛等，一般症状持续 12～72 小时。

产毒性细菌引起的肠炎　多发生在夏季。起病急，轻者仅大便次数稍增多，大便性状轻微改变，重者腹泻频繁，大便量多，呈水样或蛋花样，混有黏液，一般 3～7 天痊愈。也有病程较长者。

侵袭性细菌引起的肠炎　全年可发病，夏季多见。发病比较急，会出现高热甚至热生惊厥，腹泻次数多，大便呈黏液状，并带有脓血，有腥臭味，也多有恶心、呕吐、腹痛和里急后重等症状的出现。病情严重者可出现中毒症状，如高热、昏迷，甚至感染性休克。

出血性大肠埃希菌肠炎 一般会出现大便的次数增加，大便的颜色和性状多从开始的黄色水样便转为后期的血水便，同时伴有腹痛。

抗生素相关性腹泻 金黄色葡萄球菌肠炎：多发生于使用大量抗生素后，表现为发热、呕吐、腹泻、不同程度的中毒症状、脱水和电解质紊乱，甚至发生休克；大便为暗绿色，量多，带黏液，少数为血便。假膜性小肠结肠炎：使用抗生素1周内或停药后4～6周易出现该病。病情轻者大便每日数次，停用抗生素后能很快痊愈；重者腹泻频繁，黄绿色水样便，可有大便带血，可出现脱水、电解质紊乱和酸中毒，多伴有腹痛、腹胀和全身中毒症状，甚至发生休克。真菌性肠炎：2岁以下婴幼儿多见，病程迁延，常伴有鹅口疮。多表现为大便次数增多，黄色稀便，泡沫较多，带黏液，有时可见豆腐渣样细块。

迁延性腹泻和慢性腹泻 病因复杂，多由感染、食物过敏、酶缺陷、免疫缺陷、药物因素、先天性畸形等引起。营养不良的婴幼儿患病率高。

其他疾病引起的腹泻 肠道菌群失调、肠道易激综合征、乳糖不耐受症等引起的腹泻，小儿也比较常见。

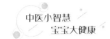
三、小儿出现腹泻，家长怎么办?

宝宝出现腹泻，家长要密切观察病情变化。要注意腹泻出现的时间，同时家长要想一下可能出现腹泻的原因，比如，宝宝有没有受凉，有没有吃生冷或不易消化的食物等。也要注意一些伴随症状的出现，如发热、恶心、呕吐、腹胀等。宝宝刚出现腹泻，若腹泻后无其他症状出现，精神状态也没明显变化，可以先观察病情，暂不处理。若宝宝腹泻次数较多，也有发热、恶心、呕吐等的出现，要注意及时就医，同时注意留取宝宝的大便，用以化验，辅助医生确诊病情。

四、中医对小儿腹泻的治疗

腹泻在宝宝的成长中出现频率还是比较高的，中医对腹泻的治疗也有很大优势，不仅方式多样，效果也比较突出。

1. 中药治疗

根据宝宝的症状不同，腹泻大体可分为以下 5 种主要的类型，常用药物仅供家长参考，具体药物配伍及用量仍需专科医生开具。

风寒泻 小儿腹部受寒，寒邪侵袭胃肠，易致脾胃运化失常。主要表现：大便清稀，色淡，有泡沫，大便臭味不明显，大便前有腹痛肠鸣，常伴恶寒发热，鼻塞流涕。治疗上以疏风散寒，运脾化湿为主。

湿热泻 湿热蕴结脾胃，多表现为水样大便，泻势急迫，量多次频，气味秽臭，腹痛阵作，或大便夹有黏液、肛门红赤、发热，烦躁口渴，恶心呕吐。治疗宜清热利湿。

伤食泻 宝宝饮食过量（婴幼儿喝奶或辅食添加过多），积于胃肠，造成胃肠负担过重，脾胃对食物精华的运化功能减弱，从而引起大便次数增多，腹泻，多表现为大便夹有乳块或不消化的食物残渣，腹痛欲泻，泻后痛减，大便酸臭或如败卵，嗳气酸馊，不想吃饭，矢气频而臭，夜里睡不安稳。治疗上以消食化滞，运脾止泻为主。

脾虚泻 脾胃虚弱的腹泻，多为大便稀溏，易食后腹泻，大便色淡不臭，反复发作，时轻时重，面色萎黄，食欲不振，神疲倦怠。治疗上以健脾益气，运脾止泻为主。

脾肾阳虚泻 多表现为久泻不愈，大便清稀，澄澈清冷，夹有不消化的食物，或伴脱肛，手脚发凉，面色苍白，精神萎靡，睡时露睛。治疗上以健脾温肾，固涩止泻为主。

2. 中医推拿

宝宝出现腹泻，排除病情危急重者，可以配合推拿缓解症状。

实证泄泻 清大肠、清板门、清补脾经、退六腑、拿肚角、推上七节骨、按揉足三里。每次10～20分钟，每日1～2次。

虚证泄泻 补脾经、补大肠、推上三关、摩腹、推上七节骨、捏脊。每次10～20分钟，每日1～2次。

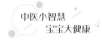

因每位宝宝的实际情况有异，具体治疗手法还需听从专业医生的建议，以上推拿方法仅供参考。

3. 中医针灸

宝宝出现腹泻的原因不同，针灸穴位不尽相同，针刺实证用泻法，虚证用补法，主穴常取中脘、天枢、脾俞等，医生会根据具体情况选取相应配穴。针刺对手法要求较高，家长不要妄自尝试。

五、可以给宝宝用止泻药吗？

宝宝腹泻病因复杂，引起腹泻的疾病也比较多，有些疾病又比较危急，因此，宝宝发生腹泻时，家长还是要及时带其就医。家长不要擅自给宝宝服用止泻药物，有些止泻药是通过抑制胃肠动力而改善腹泻的，这会增加细菌繁殖和毒素的吸收，对于感染性腹泻是很危险的。宝宝发生腹泻时最好及时就医，谨遵医嘱，配合医生的诊治。

六、预防腹泻，生活上要注意三点

合理喂养 提倡母乳喂养，避免在夏季及小儿生病时断奶。添加辅食时每次限一种，逐步增加，适时断奶。乳食勿过饱，勿进难消化食物。食欲不振时，不宜强制进食。人工喂养应根据具体情况选择合适的代乳品。

注意卫生 讲究饮食卫生，饭前便后要洗手，养成良好的卫生习惯。奶具、食具、便器、玩具等要定期消毒。注意乳品的保存。婴幼儿要勤换尿布，保持皮肤清洁干燥，每次大便后，宜温水清洗臀部，并涂上护臀霜，防止发生红臀。

控制饮食 宝宝发生腹泻时要适当减少乳食，以减轻胃肠负担，随病情好转逐渐恢复正常饮食，以易消化食物为佳。若伴随呕吐者，适时禁食，禁食时间还需以医生建议为主。

◎ 调理食谱

对于腹泻宝宝，合理膳食很重要，以下是腹泻时的饮食禁忌，家长喂养宝宝时要注意避免以下几点。

忌食生冷辛辣 小儿腹泻期间不宜食用生冷瓜果、拌凉菜、辛辣等刺激性食物。喂养时，乳食物不宜过凉，以免加重病情。

慎用乳制品 不宜过多服用牛奶类食物，如酸奶、纯牛奶等，以防肠内胀气加重腹泻。对于乳糖不耐受的宝宝，腹泻时暂停乳糖制品，采用去乳糖的配方奶粉。

忌食含糖量较高的食物 糖果、巧克力、甜点、某些饮料等含糖量高的食物，易引起胀气，加重腹泻，不宜食用。

忌食肥甘厚味 肉类、奶油等脂肪含量较高的食品，如肥肉、奶油蛋糕、奶酪等，过食易致腹泻。油炸类油腻食品不易消化，会增加胃肠负担，腹泻期间尽量不要食用这类食品。

忌食粗纤维食物 粗纤维即膳食纤维，会增加胃肠蠕动，粗杂粮如玉米、小米、高粱、荞麦、燕麦，还有某些蔬菜、薯类，如芹菜、萝卜、菠菜、白菜、南瓜、土豆等，腹泻期间不宜服用。

　　宝宝出现腹泻，轻中度一般不需要禁食，以清淡易消化的流质或半流质食物为主。可按宝宝喜好适量服用稀饭、面条、米粉等。对于母乳喂养的宝宝，可继续母乳喂养，但要适当减少母乳时间或延长母乳的间隔时间。

便秘，有了好习惯不做"臭宝宝"

3岁的乐乐，是一个阳光帅气、人见人爱的男宝宝。但是有一个心结一直困扰着乐乐妈：一年前开始，乐乐对排便产生了恐惧，一看到自己专属的"小马桶"就恐惧万分、啼哭不止。爸爸妈妈每次劝说乐乐排便，与去蜀道一样艰辛，真是难于上青天了。

◎ 医学加油站

便秘　当宝宝平时的排便习惯发生改变，表现为大便较硬、排便次数减少，或者排便困难，每次排便时间超过10分钟，这个时候我们会将宝宝定义为一个"便秘宝宝"。

但偶尔出现不定期便秘的宝宝，不能归属于"便秘宝宝"。严格上来说，一般排便次数减少是指每周排便次数少于2次，而排便困难呢，不仅包括排便相当费劲儿，还包括排出不畅、拉"臭臭"不爽的感觉，当然有时候还伴随着大便硬邦邦，甚至是羊屎状、球儿状的大便。

除上述情况外，还有一些症状也与便秘密切相关，例如，

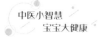
宝宝缺乏便意、有意愿去排便但就是排不出来、每日排便量较既往排便量减少。

俗话说的好："不管黑猫白猫，能抓住耗子就是好猫"。对于便秘的宝宝而言，不论是西医儿科、中医儿科抑或是推拿科，只要能帮助解决宝宝们的疾苦，都是很不错的选择方案。

就医时，各位家长们还需要按照如下的条目与接诊医生进行交流，以便简单、高效地给出医生关注的信息。

排便的频率　每次排便的间隔时间，比如，几天一次，或者一周几次。

排便的性状　近一周大便的形状，比如，条状、球状、稀糊状。

排便的困难情况　排便的时候是否十分费劲儿，需要努力很久才能成功排便。

排便的时长　每次排便大约所需的时间。

排便的质量　排便的量与既往相比有无变化，多了、少了，还是没有太大变化。

排便异常的时间　出现排便不正常的时间，距就诊当天大致多久。

排便异常的原因　是肠胃食积，还是最近上火了、心情不佳，是否有明确的因素改变了排便习惯。

一、宝宝的便秘究竟是怎么发生的?

先天体质导致 从宝宝自身体质角度来分析，便秘的宝宝大多归属于脾胃功能较弱、气血不足的情况。中医学认为，脾胃是人体的后天之本，简言之，就是人体后天生长、发育的加油站，为我们源源不断地供应能量。许多宝宝的这个加油站尚未完全开发完毕，功能较弱，或受外界因素所影响不能正常发挥功能，就如车辆没有油，动力不足，自然跑不动。脾胃虚弱，食物代谢异常，肠道蠕动无力，含有糟粕的大便也就不能顺利排出体外。

饮食结构单一 许多宝宝的饮食结构单一也是便秘的罪魁祸首之一。比如，水果和蔬菜吃得太少，膳食纤维不足，制造出来的粪便太干，使得大便在结肠内的蠕动速度减慢，进而延长了它们困在肠道内的时间。而大便长时间停留的同时，肠道水分再吸收的功能仍然存在，这样，本就干结的大便，必然逃脱不了被结肠一次次剥夺水分的厄运。于是乎，大便更难排出!

玩耍导致错失便意 此外，宝宝们常常会忽略"便意"的重要性。年龄较小的宝宝比较贪玩、沉迷于游戏无法自拔，常常因为玩得过于投入而忽视了便意，等到玩够了，可能便意早就溜之大吉了。

环境改变 还有一些宝宝在家里的时候排便功能一切顺

利，而一旦到了幼儿园或者学校，由于场地的改变，直接漠视了自然产生的便意。因为对他们来讲，去上厕所拉"臭臭"可能会引起其他小伙伴对自己的嘲笑，由于害羞或者胆小，不敢也不想一个人去厕所。最终，宝宝可能会形成条件反射，只要是在学校或者公共场合，就会拒绝排便。不管高级中枢的大脑是如何发号施令，"苦口婆心"地劝其排便，都会被宝宝残忍地驳回。

二、便秘对宝宝们会有哪些不良的影响?

肛裂 临床中，偶尔也会遇到因为大便太粗、太硬而导致肛裂的宝宝，排便的时候大便碰到肛周皮损之处，会出现疼痛，甚至是便中带血，加重宝宝对排便的恐惧。最终，可怜的娃娃会因为恐惧心理而拒绝排便，而越不排便、越会加重便秘的情况，形成恶性循环。

口臭、屁臭 长期便秘后，娃娃的肠道是不通畅的。如果把我们人体的肠腔比作条条大路，那么便秘了，就似交通堵塞一样，道路拥堵不堪，必然车笛长鸣，因此，便秘后的宝宝难免口臭，还会伴有屁声阵阵，奇臭无比。对于幼儿园及校园学生而言，变为"臭宝宝"会影响自己的社会功能属性的发展，主观上会有意识地拒绝与其他小朋友交流玩耍，而使得性情孤僻怪异。

抑制食欲 由于宝宝排便不通，体内蓄积了大量的食物垃圾，这些宿便同样也会对宝宝的食欲产生抑制作用。孩子的食欲较差，气血生化乏源，有利于物质代谢的能量及活性物质的产量则不足。如果长此以往地发展下去，必定会影响孩子的记忆力、智力及身心发育的情况。

三、宝宝的便秘如何治疗？

1. 中药治疗

根据宝宝的症状不同，便秘大体可分为4种主要的类型，常用药物的治则仅供家长参考，具体药物配伍及用量仍需专科医生开具。

【食积便秘】

主症：大便干结，腹部胀满，食欲不佳、不思乳食，或伴有恶心呕吐，手足心热，小便黄，舌苔黄腻，脉沉有力，指纹紫滞。

治则：消食导滞、清热化湿为主。

【热结肠燥】

主症：大便干结，排出困难，甚至秘结不通，面红身热，口干口臭，腹胀或痛，小便黄，或伴有口热生疮，舌质红，苔黄燥，脉滑数，指纹紫滞。

治则：清热化燥，润肠通便为主。

【气滞便秘】

主症：大便不通，欲便不得，频繁打嗝，胸胁胀满，或

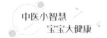

者腹胀明显，舌质偏红，苔薄白，脉弦，指纹滞。

治则：健脾益气，导滞通便为主。

【正气亏虚】

主症：大便并不干硬，虽有便意，但努力后仍较难排出。伴有面色白，神疲懒言，唇甲色淡，舌淡嫩，苔薄，脉弱，指纹色淡。

治则：补气养血通便为主。

2. 中医推拿

如果宝妈有时间，也可以定期去医院为宝宝进行捏脊等传统的中医推拿外治疗法，帮助调畅宝宝的气机，将这些"积"通过推拿手法协助排出体外。也可以按揉常用的促排便穴位——天枢穴，取义于天枢星，是指气血运行通路畅通的意思。长期按揉，会使得大便通畅。天枢穴在肚脐的两侧，它的定位是以肚脐为中心，水平两侧各量出宝宝 3 个横指的宽度（示指、中指、无名指并拢）。按压的时候，大一点的宝宝可能会觉得有酸胀的感觉。

四、可以给宝宝用通便药吗？

儿童较成人而言，少有七情六欲，故疾病诱因较成人而言较为简单。若在宝宝便秘的第一时间，家长朋友们就"尽职尽责"地使用通便药物来帮助改善宝宝的便秘症状，反而会适得其反，掩盖了宝宝身体向我们发出的警示信号。因为，泻药只会暴力地帮助我们达到排便的目的，并不能从根本上解决问题。泻药产生的便意是非生理性的反应，而不是食物进入肠腔后刺激直肠而产生的正常信号。泻药反复大量的刺激，更加打乱本已紊乱的肠道系统，还有可能会增加便秘的症状，或是对泻药产生依赖的作用。因此，一旦宝宝出现便秘的迹象，不要先给予通便药，而是要先观察孩子生活起居习惯的异常，必要的时候，一定要到正规医院就诊，积极配合医生治疗，切记病急乱投医。

五、便秘的生活调养方法

如果您的宝宝不巧最近排便不顺利，或者既往就经常出现排便不规律的情况，首先，您要请专科医生确诊宝宝的便秘是否是器官或组织出现解剖形态的异常所致。如果能排除上述情况，那么，便秘就是单纯的肠道功能出现了异常，建议各位家长们先从生活调养入手，注意以下几点。

合理搭配饮食 需要家长配合，帮助宝宝合理搭配饮食，不能过于偏嗜某一种食物，譬如，许多男宝宝对肉的喜爱几乎无可比拟，无肉不欢，没有荤菜，宁可饿着，也不愿将就。如果恰好您家的宝宝也有这样"傲娇"的性格，其实，不妨就"随"着他，不吃就不吃，饿一顿，没什么大碍的，正如老人常说"若要小儿安，常带三分饥与寒"。

定时、限时坐马桶 家长的另一项任务就是督促便秘宝宝定时去自己的便盆上坐着，速战速决，不可恋战，杜绝边玩边便的坏习惯。起初，宝宝可能不会较快地完成排便，这时候家长不要催促责骂，要正确引导，长时间地蹲坐，会引起脱肛。鼓励宝宝主动去排便，完成了排便这个"神圣的工作"后再继续投入到玩耍或者学习中去。健康的排便意识一定要从小宝宝抓起。

只要对宝宝便秘的缘由加以了解，家长们逐一对症筛查，往往会降低宝宝们的痛苦，事半功倍。

◎ 调理食谱

若要想改善或者预防便秘的情况，最为关键的就是饮食的作用，因此，便秘宝宝的食谱中应富含可以促进大便排出的食物。

1. 多吃蔬菜

蔬菜富含大量的膳食纤维，膳食纤维分为水溶性和非水溶性两种膳食纤维。它们不仅可以帮助宝宝增加排便的量，还会软化宝宝的便便，使排便特别通畅。水溶性的纤维在肠道中会以胶冻状的形态出现，帮助吸附垃圾物质使之一并排出体外，如海藻类食物、秋葵、山药等都含有大量的水溶性纤维；而非水溶性纤维，顾名思义，不能溶于水，其体积膨胀变大，可起到鞭策排便的作用，如卷心菜、苹果、蜜橘等果蔬食物。

2. 适量补充维生素 E

维生素 E 可以帮助调节自主神经系统的工作情况，简单而言，就是会适当地帮助肠道加快蠕动。同时它还可以促进血液循环，进而为排便提供动力，帮助改善便秘的症状。而且维生素 E 对儿童神经系统的发育亦起到不可或缺的作用。其中，坚果、猕猴桃都是不错的选择。

3. 大枣煮水

制作方法：大枣 10 枚，掰开去核；清水 500 毫升。一起煮 10 ～ 15 分钟。需要注意的是大枣掰开煮，才能煮出大枣的原汁原味。在《易经中的养生智慧》一书中也提到了大枣煮水的养生方法，因为大枣具有补益气血的作用，所以可以煮大枣水给家里常感到气虚乏力的人喝，把煮烂的大枣渣给宝宝们吃。

4. 菠菜粥

制作方法：菠菜 250 克，粳米 50 克，冰糖适量。先将菠菜放入锅中，在沸水中烫一会儿，焯水后过一下凉水，这样颜色会更加剔透亮丽，沥干水分切段，尤其是根茎部的纤维一定要切断，以防小月龄的宝宝食后噎到。将粥煮熟后加入菠菜末搅拌均匀，即可食用。

5. 烹调方式或烹调注意事项

首先，瓜果蔬菜在食用前，一定要用流动的清水浸泡、清洗干净；其次，蒸、煮是首选的烹饪方法，同时煎炸食物要尽量少给孩子食用；食物的口感要考虑不同年龄孩子的承受力不同，大体应以符合宝宝的咀嚼能力为宜。

便秘宝宝的食谱中，应季常温的果蔬是必备之品。对于婴幼儿来讲，可以在辅食中添加果泥、蔬菜泥，增加肠道的膳食纤维帮助排便。切记尽量避免吃刚从冰箱里拿出来的水果，而应放在室温中缓和一下。小儿属于生长发育的关键时期，脾胃功能尚待完善，寒凉之物会伤害到脾胃的动力之源，导致脾胃功能减弱、蠕动变慢。

不容忽视的尿路感染

　　尿频、尿急、尿痛，大家都很熟悉，尿路感染的三大主症。可能有些家长觉得，泌尿系感染只有大人才会得，其实不然，宝宝同样也有可能深受其害。小月龄的宝宝，不能言语；大一点的孩子，也往往表述不清。因此，家长的细心观察尤为重要。尿路感染，未病先防，防重于治。

◎ **医学加油站**

　　尿路感染　从字面上理解就是细菌侵犯尿路而引起的炎症。发病率较高，仅次于呼吸道感染和胃肠道感染，是儿科常见的感染性疾病之一。在临床中，根据发病位置的不同，可以将尿路感染分为上尿路感染和下尿路感染。上尿路感染也称为急性肾盂肾炎，典型症状有发热（≥38℃），伴有腰酸、激惹反应，诊断最为重要的是一定要有尿常规发现菌尿的证据。下尿路感染，也被称为膀胱炎，也有菌尿，但是无全身的症状和体征。由于上尿路感染、下尿路感染定位很难，所以常常统称为尿路感染。

可不要小看了这尿路感染，它的反复出现，可能会诱发高血压或者慢性肾功能衰竭，因此，对于尿路感染的早期诊断和合理处置至关重要。

在此，给各位家长朋友们一个小建议，当宝宝不乖的时候，别说"不听话就让医生给你打针"之类的话语，这样会在宝宝幼小的心灵中留下"穿白大衣的医护人员都是坏人"的印象，医护人员接诊时宝宝会产生抵抗、惧怕的心理。就诊时，宝宝不配合的话，家长最好的解释是：宝宝乖乖听医生叔叔/阿姨的话，他们才会帮助宝宝早日赶走疾病，就可以开开心心地去找小朋友们玩啦！

言归正传，对于尿路感染的体征，常常又是年龄越小，症状越不典型，而且宝宝们也不能描述清楚感受。当宝宝们向我们发出讯号，例如，发热了、肚子疼、恶心呕吐了、尿尿次数增多、排尿不顺畅、尿尿颜色很奇怪等，这时候家长就要注意了。为了家长可以更好地保持着清晰的思路，与医生对话可以参考以下条目。

排尿频率　次数与平时相比是多了还是少了。

排尿的颜色　清澈、淡黄色、深黄色还是偏红色。

排尿疼痛　年长的儿童是否描述有排尿疼痛；婴幼儿在排尿时情绪是否有变化。

排尿异常的时间　出现排尿不正常的时间距就诊当天大

致多久。

排尿异常的原因 是否有明确的因素（如着凉、上火、心情不佳等）改变了排尿习惯。

一、尿路感染有哪些诱发因素？

生理结构特点 由于婴儿常常使用尿布，干净的小屁屁难免不受粪便、尿液的浸泡，加上女宝宝尿道口又短又直，离肛门口很近，男性宝宝的包皮褶皱内容易包藏细菌。因此，小屁股若不能保持干燥清洁，来自于肠道的细菌就会在此定居，破坏泌尿系统的生态平衡。

抗生素治疗破坏了尿道周围的良性菌落 平时，尿道口的周围存在着一群快乐的小菌落，他们有一些喜欢氧气（需氧菌）、有一些不喜欢氧气（厌氧菌），但这都不重要，重要的是它们可以和平共处，共同维护尿道口周围不受外敌（外面的细菌）侵袭。但是，如果抗生素治疗过度，会使正常的菌落受干扰。正气饱满而存于内的时候，外邪不敢挑衅，而狡猾的邪气呢，能找到防卫较弱的地方，伺机而动。

母亲因素 孕期母亲与胎儿通过脐带相连，好多资源、信息都是互通有无。如果母亲在孕期出现菌尿，会使得婴儿患尿路感染的概率大大增加。此外，缺乏母乳喂养的宝宝，患尿路感染的机会更多。为什么呢？因为母乳中含有许多抗感染的物质，可以帮助孩子抵抗日后的病菌。

二、尿路感染的临床表现常有哪些呢?

尿路感染由于孩子年龄的差异,表现也很是不同。

对于新生儿时期的孩子,要多关注其全身状态的变化,如发热、不爱吃奶、精神差、呕吐、腹泻。严重的还会有发育停滞或者增长缓慢的表现。据文献报道,第一周内的新生儿有 13.6% 的概率患尿路感染。当出现不明原因的发热,要进行尿常规、血常规、尿培养的检查,以找出发热原因,排除尿路感染。

婴幼儿时期的孩子,也是以全身症状为主,但并不典型,可能表现为发热、腹泻。在 2 周岁以后,尿频、尿急、尿痛等尿路感染症状会逐渐明显,对于排尿时哭闹,或者尿味异常、尿出血尿的孩子,一定要去做相关的尿液检查。

儿童期的症状就会稍微好判断一些,因为孩子会自己描述自己的不适症状。上尿路感染,也是全身症状明显,发热、全身不适、腹泻,可伴有腰疼、肾区叩击痛,也会伴有下尿路感染的症状。对于下尿路感染,小便异常通常为"三兄弟",即尿频、尿急、尿痛同时出现。儿科的尿频与年龄、体重有很大的关系,不可一概而论。如新生儿排尿频率 20 次 / 天为正常;3 岁的宝宝每天的排尿量大约为 800 毫升,排尿频率减至 11 次 / 天;年长儿童的排尿频率则为 6 ～ 7 次 / 天。如果白天排尿的次数超过上述频率,可能就是尿频了。尿急是指每次尿意袭来必须迅速解决，虽然尿意颇急，但是尿量与平时相比会少一些。尿痛是指排尿时尿道、会阴部有刺痛或灼痛的不适感。较大的儿童才可以诉说尿痛，婴幼儿可能表现为啼哭，烦躁。

当我们发现宝宝排尿异常时，首先应考虑尿路以外的因素，如水液摄入量的问题、宝宝的活动情况、周围环境的温度和湿度，以及是否存在体液丢失的问题，如呕吐、腹泻的发生。排除上述因素后，则多为尿路感染的问题了。

三、中医如何治疗宝宝的尿路感染？

1. 中药治疗

根据宝宝的症状不同，尿路感染大体可分为 2 种主要的类型，常用药物的治则仅供家长参考，具体药物配伍及用量仍需专科医生开具。

【急性期】

主症：尿频、尿急、尿痛，发热畏寒，烦躁不安，口干，喜饮水，或呕吐、腹泻。舌质红，苔黄腻，脉滑数，指纹红紫。

治则：清热、利湿、解毒。

【慢性期】

主症：病程较久，小便频数，时有尿疼，食欲不振，便溏，神疲乏力。舌淡，苔白，或有齿痕，脉细弱，指纹沉滞。

治则：益气、健脾、补肾。

2. 中医推拿

清肾经 100 次。

宝宝的手上有很多的穴位，有一些是和成人不同的，比如，把拇指放在中指和无名指之间，然后做握拳状，将示指定义为肝经，以此类推，中指为心经，大拇指为脾经，无名指为肺经，小拇指为肾经。具体位置呢，肾经是指小拇指螺纹面，从指尖到指根。对肾经而言，由指根向指尖直推为清，反之为补法。清肾经具有清理湿热之功效。

3. 外治坐浴法

由于尿路感染发生位置的特殊性，我们可以采用中医外治疗法的坐浴法进行局部治疗，例如，金银花、蒲公英、地肤子、艾叶、赤芍、生姜。水煎坐浴，每日坐浴 2 次，早上大便之后、晚上睡觉之前各 1 次，温水坐浴 5 ～ 10 分钟。此法具有清热解毒、利湿通淋的作用，适用于下尿路感染，但无全身症状的宝宝。

四、谨防复发

与尿路感染复发相关的因素包括年龄小（<2.5 岁）、排尿障碍（如遗尿）、摄入减少、大便失禁、特发性高钙尿症、核素肾静态扫描显示肾实质缺损、膀胱输尿管反流等。因此，对尿路感染反复发作者，需寻找有无相关的基础疾病。

治疗结束后，应定期随访复查，最好是治疗后的 3 个月内，每月随访 1 次，无复发可以认为痊愈。若反复发展，每 3 个月或者半年查 1 次，坚持复查 2 年甚至更长的时间。

五、防治从生活细节入手

面对幼小宝宝的排尿异常，许多妈妈可能会慌了神，不知道该如何是好。莫要惊慌，注意一些生活小细节，很多问题会迎刃而解。

洗屁屁的小妙招 虽然很多家长肯定觉得，这项工作我们每天都在做，还用得着把这样的细节写在书里面吗？您还别说，这个还真的十分必要。首先，对于不同性别的宝宝，洗屁屁的方法确有区别。我们知道男孩和女孩的生理特点存在差异，对于女宝宝，我们要从前往后擦洗，避免不干净的便泄物污染了干净的外阴部；对于男宝宝而言，要注意包皮内的清洁。若发现宝宝包皮过长，也别讳疾忌医，要带上宝宝去听听外科专家的建议。还有更为重要的事情是，宝宝洗屁屁要有自己专用的小盆，不要用任何清洁洗剂给宝宝清洗屁屁，仅用温水清洁就够了。要是乱用洗护用品，导致人体本身的正常菌群失调，反而帮倒忙。

尿不湿，要少用 起初，尿不湿是给飞上天的宇航员研发的，为了解决在太空中不方便上厕所的难题，科学家们研发了吸水性较高的尿不湿，后来逐渐进入了大众的生活。但是，在它为我们提供了简单便捷的优势下，也呈现出了些许的弊端，比如，透气性能差，散热性能也不够理想。莫不如，咱们就返璞归真，用传统尿布来代替尿不湿，既环保，又能给宝宝提供最优质的臀部环境。

曾经有个女宝宝，都5岁了还每天晚上带着尿不湿睡觉，年轻的妈妈只顾着自己省事儿，怕孩子晚间上厕所影响自己的休息，并没有锻炼孩子养成良好的排尿习惯，晚上肆无忌惮地尿尿，然后带着尿不湿睡一夜，这对宝宝的皮肤非常不好，容易引起一些皮肤炎症。小事成就大事，细节成就完美。当然如果外出时，咱们也不排斥使用尿不湿，毕竟方便更换。最为重要的是，不管使用什么尿布，传统的也好，现代的也好，一定要勤换。

小内裤，太阳晒 首先，宝宝的内裤要选择纯棉材质，裤裆的地方要尽量选择缝线较少的内裤。纯棉的材质，吸汗透气性较好。缝合线少是为了避免孩子疯玩的时候，内裤与外阴的摩擦。曾经就见到过一名8岁左右的女孩，就是因为小内裤的接线头摩擦，导致有一点外阴皮损出血，但是家长还以为是月经初潮。其次，宝宝的小内裤不仅要用单独的小盆儿，最好也要有单独的洗涤皂液进行清洗。同时，每次洗后要在太阳光下晒晒，要是阴天呢，就用热水烫一烫。

开裆裤，谨慎穿 对于刚刚学会走路的宝宝，貌似开裆裤是个不错的选择，仿佛摆脱了频繁更换尿不湿的麻烦。但是，开裆裤还是尽量少穿为妙。因为孩子的天性，活泼好动，你无法准确判断他/她的意图，玩着玩着就坐在地上了，十分不卫生，尤其是公共场合，我们也不知道宝宝坐的这个地方是否干净。而且，穿开裆裤不利于培养孩子对于大小便的掌控，随意大小便十分不雅观。子不教，父之过啊。还有就是暴露孩子的外阴，对孩子自身很不安全，万一磕碰摔倒了，很危险。还有一点是不可忽视的，有的大人喜欢摸男宝宝的"小鸡鸡"，如果孩子觉得这是大家喜欢他的一种方式，有可能摸着摸着，自己也开始摸了，那就不好了。

　　总而言之，尿路感染防重于治。家长们在繁忙的工作中，也要多花时间陪陪孩子，关注孩子们的点滴变化，你的付出，终会在孩子的一生中得到淋漓尽致的体现。

◎ 调理食谱

　　冬瓜粥　出自《药粥疗法》。食材为新鲜带皮冬瓜80～100克，粳米适量。先将冬瓜洗净，切成小块，同粳米适量一并煮为稀粥，随意服食。具有利小便，清暑热之功效。可用于偏热型的尿路感染的孩子。

　　双豆薏米红枣水　红豆50克、绿豆50克、薏米20克、红枣10枚，放入砂锅中浸泡1小时左右，然后用大火煮沸，再用小火将豆煮烂服用；也可以直接放入高压锅中煮熟，大约40分钟。红豆、绿豆具有利水消肿、解毒的作用；同时，绿豆清热解暑，夏天应常给孩子食用清凉解暑的绿豆汤；薏米可健脾和胃；红枣有益气和胃之功，可用于偏虚型尿路感染的孩子。

治疗遗尿，非药物治疗方法多

6岁的周周一直是个聪明乖巧的孩子，可是有件事一直困扰着他的父母，那就是周周到现在还会时不时地尿床。只要家长在夜里没有及时叫醒周周起来小便，第二天褥子上便会出现"地图"。因为这事，周周没少挨父母的训斥，心里都有些自卑了。他的父母也觉得特别头疼，甚是烦恼。

◎ 医学加油站

小儿遗尿症 又称遗尿、尿床，是指5周岁以上儿童在睡眠状态下不自主地排尿，每周≥3次，并且持续6个月以上。小儿遗尿是儿科常见疾病之一，本病随年龄增长患病率会逐年下降，但仍有10%左右的5～7岁儿童患有遗尿。如果遗尿长期不愈可影响到小儿身心健康及生长发育，甚至可能形成人格障碍，影响和他人的交流。

为了方便就诊时与接诊医生进行交流，患儿家长们需要按照如下的条目简单、高效地给出医生所关注的信息。

一般情况 遗尿发病的年龄、持续时间、发生的频次等相关信息。

家族史　父母及直系亲属中是否存在儿时也有小儿遗尿的情况。

患病史　出生时是否有难产、窒息、颅内出血等导致大脑损伤的情况，出生后是否有泌尿系统疾病的病史，如包茎、包皮过长、尿路感染等。

一、宝宝为什么会出现遗尿？

排尿控制中枢发育迟缓或不全　正常情况下，排尿控制指令是由大脑皮层有关中枢发出。若出现发育迟缓或不全，患儿在睡眠中大脑皮层控制能力下降，从而出现遗尿。

神经内分泌因素　遗尿患儿在夜间缺少正常垂体激素——精氨酸抗利尿激素的分泌，导致相对较多的夜间尿量。

遗传因素　父母中有一个有遗尿史或双亲都有遗尿史，则下一代出现小儿遗尿的概率会增大，孩子和双亲的遗尿缓解年龄亦相似。

精神因素　遗尿患儿的情感紊乱略多于正常儿童。遗尿患儿的情感紊乱略多于正常儿童。儿童压力比较大或情绪比较紧张时，容易发生继发性遗尿。生活中引起这种不良情绪的因素常见有兄弟姐妹或双亲间的争吵、对新环境的不适应，以及其他一些损伤等。

不良的排便习惯　有些儿童习惯过度抑制排尿和排便，

如双腿交叉扭曲或坐在脚后跟，每天排尿仅 2～3 次，这会明显增加遗尿的机会。

二、宝宝患有小儿遗尿会有哪些危害？

研究表明，遗尿是儿童时期第三大创伤性事件，仅次于父母离婚和吵架。遗尿严重影响儿童的睡眠质量、自尊、自信、白天学习和学校表现，可能会引起注意力不集中、焦躁、多动、孤僻等心理异常。严重影响儿童的身心健康及家庭成员的生活质量。

很多家长认识不到遗尿是一种疾病，并且忽视了该病对儿童的影响。通常，因遗尿来治疗的孩子，智力平均水平落后于正常儿童，同时遗尿会较为明显地影响孩子正常生长发育，部分长期遗尿的孩子的身高低于同龄正常孩子，免疫力低下，易感冒发热。

因此，家长必须重视小儿遗尿问题，积极治疗小儿遗尿。

三、小儿遗尿如何治疗？

1. 艾灸疗法

取双侧关元、中极、三阴交穴。以艾灸条雀啄灸，每个穴位 10 分钟，以局部皮肤发红为度。隔日 1 次，休息 2 日，这样间隔灸连续 3 次。治疗 9 次为 1 个疗程，共艾灸 2 个疗程，疗程间隔 2 日。

2. 耳穴压豆法

患儿取坐位，用 75% 酒精常规消毒耳朵待干，在穴区寻找压痛较为明显的部位，常用耳穴有肾、心、膀胱、内分泌、脑、脾、胃、肝、神门，将王不留行籽用胶布固定在耳穴上，以患儿有酸胀感和灼热感为宜，5 天后两耳交替，30 天为 1 个疗程。

3. 穴位敷贴疗法

中药外敷神阙穴治疗。中药组方为五味子、桑螵蛸、补骨脂各 40 克，将药物研成粉末，用纱布覆盖制成敷贴，使用时用姜汁调匀，每次 1 贴，用辅料外敷脐部，晨起取下。每晚 1 次，连用 7 日，停 2 日，再进行下一次的 7 日连用，30 日为 1 个疗程，共 3 个疗程。

4. 行为疗法

膀胱锻炼 包括膀胱扩张和盆底肌锻炼法，即鼓励患儿白天多饮水，尽量延长 2 次排尿之间的时间间隔，训练增加膀胱贮尿量。日间鼓励患儿多做提肛运动或在排尿过程中中断 1～10 秒后再把尿排尽。但膀胱锻炼法不适用于有尿潴留的患儿。

反射训练 晚上临睡前让患儿排尿，夜间掌握患儿排尿规律，鼓励患儿醒后自主排尿，以站起后主动排尿为目的，可帮助摆脱仰卧位睡眠中排尿的习惯。不能在患儿未有尿意时，因为担心遗尿而提前叫醒患儿。接受治疗后，可以把叫醒时间后延。

四、从生活细节上预防遗尿

1. 避免过度疲劳及精神紧张，临睡前不宜过分兴奋。

2. 避免食用含茶碱、咖啡因的食物或饮料，中药汤剂白天服完。

3. 晚餐后注意控制饮水量，不吃西瓜、葡萄、甜瓜及小米稀饭等利尿食品。

4. 晚间入睡前 2 小时，不饮水或进食液体食物。

5. 睡前不要看惊险动画片、电视、电影等。

6. 临睡前提醒患儿排尿，睡后按时唤醒排尿 1～2 次，从而逐渐养成自行排尿的习惯。

7. 避免受凉，尤其注意足部和腰腹部的保暖。

8. 在孩子尿床后，切忌恐吓责骂，而应安慰宽容，鼓励患儿消除怕羞、紧张情绪，建立战胜疾病的信心。若孩子未尿床，则予以口头表扬或物质奖励。

◎ 调理食谱

益智仁炖牛肉 取益智仁 10 克、牛肉 50 克，盐适量。将益智仁洗净，牛肉洗净并切小块。益智仁与牛肉一同放入炖锅，加适量水，炖 40 分钟左右至肉烂熟，加盐调味即可食用。益智仁炖牛肉具有暖肾缩尿的功效，适用于小儿遗尿并伴有小便清长、注意力不集中等症状者。

菟丝子芡实猪小肚汤 取菟丝子 10 克、芡实 10 克、猪小肚 50 克，盐适量。将猪小肚洗净，放入菟丝子、芡实，加水适量，用武火煮沸后再用文火煲 1 小时，加盐适量，取汤调味分 2 次服完。此汤具有温补肾阳、固涩小便的功效，适用于小儿遗尿并伴有四肢不温、面色苍白等症状者。

莲子山药粳米膏 取鲜山药 200 克、山萸肉 30 克、粳米和去心莲子粉各 50 克，红糖适量。将山药洗净捣烂如泥状，再加入山萸肉、粳米和去心莲子粉及适量红糖，制成年糕样小块，蒸熟，每日当点心食用。莲子山药粳米膏具有健脾补肾的效果，适用于小儿遗尿并伴有食欲不佳、大便糖稀等症状者。

稚嫩皮肤患湿疹，外涂药膏需谨慎

　　3个月的可可皮肤白白嫩嫩的，眼睛大而明亮，实在是可爱至极。可是最近可可脸上出现许多皮疹，家人对此很是担心，看着宝宝很是心疼。

◎ **医学加油站**

　　小儿湿疹　婴幼儿脸颊、前额、头皮处出现皮疹，如不及时治疗可累及下颌与脖子，甚至累及四肢、胸背及全身，且易反复发作，皮疹表现为红斑、丘疹、结痂、水疱、鳞屑、糜烂、渗液等，这是典型的婴儿湿疹。

　　湿疹是婴幼儿常见的皮肤病之一，常见于1个月到2岁以内的婴幼儿，其中6个月以内的婴儿最多见，可反复发作，一般来说在2～3岁时症状能逐渐减轻而自愈。

一、宝宝为什么会患湿疹呢?

　　家族过敏史　此病可见于有家族过敏史的宝宝，就是家里有亲属小时候也患过这样的病。

　　人工哺育　就是宝宝不能得到母乳喂养，需要喝奶粉喂养，而"奶粉宝宝"比母乳喂养的宝宝更容易患湿疹。如果奶粉宝宝出现湿疹，需要查过敏原，留意一下是否对牛奶或羊奶等过敏。若宝宝已加辅食，则需注意是否对近期添加的辅食过敏。

妈妈自身的原因　《外科正宗》上说道："奶癣，儿在胎中，母食五辛，父餐炙爆，遗热与儿，生后头面遍身发为奶癣，流脂成片，睡卧不安，搔痒不绝。"宝妈在怀孕期间贪吃辛辣、湿热的食物或者感受湿热邪毒，可使胎火湿热传至腹中的胎儿，当宝宝出生后复感风湿热邪而导致湿疹，此类皮疹多为红斑水疱、糜烂，甚至流黄水，瘙痒难忍，这就属于中医证候里的胎火湿热证。

脾胃虚弱　妈妈体弱多病或宝宝出生后调护不当，可使宝宝脾胃虚弱。一方面，中医认为，脾虚易聚湿，再与风邪相结合（如出外受风），病邪外发于宝宝肌肤，可出现湿疹，此种多为湿性湿疹，为脾虚湿蕴证，此类皮疹多表现为水疱、渗液。另一方面，宝宝脾胃虚弱，气血生成缺乏源头，容易导致阴血亏虚，从而不能濡养肌肤，亦会出现湿疹，此种多为干性湿疹，为血虚风燥症，此类皮疹多表现为干燥、鳞屑，瘙痒较重。

二、宝宝有皮疹就一定是湿疹吗？

这是不一定的。湿诊要和接触性皮炎相鉴别，如尿布皮

炎、马桶皮炎、舌舔皮炎等。婴儿湿疹多发于头面部，皮疹
位置不固定，常对称出现，反复发作，没有明确的接触史。
而接触性皮炎大多有接触史，多发于接触部位，如唇周、臀
部等，去除诱因后能较快痊愈，因此，宝爸宝妈们要留意孩
子平常接触的东西，特别是新出现的物件。

三、宝宝觉得痒，手乱抓，家长能给涂点止痒药膏吗？

不建议家长们在没有医生指导的情况下，私自给宝宝涂
药膏。因为有的药膏在伤口破溃或渗出处是不能使用的，这
需要家长使用前留意说明书上的用药禁忌。而且市场上很多
药膏含有激素成分，长期使用激素类药膏容易使色素沉着及
产生依赖性。小孩有专门的儿童用药，与成人用药有所区别，
建议在医生的指导下使用。

四、怎么治疗宝宝的湿疹呢？

中药治疗 多以利湿、化湿为主，结合宝宝的具体症状
加减方药。

外治法 可以到中医院相应科室开中药洗剂进行外洗或
湿敷，主要会使用黄柏、地榆、马齿苋、蛇床子、青黛等清
热解毒、祛湿消肿的中药，可减轻宝宝皮肤的炎症、瘙痒等。
亦可在医生指导下直接涂抹黄柏溶液或炉甘石洗剂，但是要

密切观察宝宝的皮肤状况，是否有红肿、疼痛或瘙痒加剧，若有相关症状需停止用药，立即清洗皮肤。如皮肤有破损或渗液，炉甘石洗剂是不能使用的。

五、生活中防治湿疹

如果您的宝宝出现湿疹，您需要注意以下几点：

饮食 平常要调护宝宝的脾胃，避免过饱或过饥，需营养均衡。若有家族过敏史的宝宝，避免过早加辅食及过早尝试牛奶、海鲜、杞果等易导致过敏的食物。每次加辅食需单种、少量、间隔时间长，使宝宝慢慢地适应。幼儿则要忌食辛辣、海产品，以及牛羊肉等易致过敏的食物。同样，哺乳期的妈妈也需要忌口。

衣物床单 不穿化纤类、带皮毛的衣服，建议穿棉质、柔软的衣物，选择素色的内衣裤。宝宝的衣服需要和家长的衣服分开洗，床上用品也需及时清洗，洗后尽量在太阳底下晒干，从而避免衣物潮湿并可减少尘螨。

环境 在室外避免直接吹风。室内需保持卫生、空气流通、温度和湿度适宜，夏天保持在26℃左右，冬天在20℃左右，使室内维持在舒适的状态，减少宝宝出汗。

忌打疫苗 在孩子发病期间，切忌打疫苗，如急需，切记告知医生。

患处的护理 切勿用过热的水、沐浴液、肥皂水等会刺

激皮肤的液体擦洗患处，洗澡也不宜太频繁，如有破损，勿
用冷水洗澡。宝宝睡觉时可以用宽松、干净、透气的手套套
住双手，避免宝宝抓挠患处从而继发感染。保持床上用品及
衣物干净、干燥，勤换洗。

◎ **调理食谱**

　　湿疹宝宝及其哺乳期的妈妈是需要忌口的。爱美食是人
类的天性，爸爸们此时需要做好妈妈饮食的监督工作，正所
谓"小不忍则出湿疹"。

　　1. 忌口食物

　　肉、蛋类　牛肉、羊肉、鹅肉、鸡蛋、鱼、虾等易发、
易上火或易致过敏的食物。

　　水果　杧果、橘子、荔枝、菠萝等偏湿性、热性的水果。

　　菌类　香菇、蘑菇等菌类可能会加重湿疹的症状。

　　奶制品　婴儿期的宝宝尽量母乳喂养，避免牛奶、羊奶
等奶类。

　　调料　辛辣刺激的调料要少放，原汁原味其实也是不
错的。

　　此外，宝宝亦不能吃或应少吃生冷的食物。

　　2. 推荐菜谱

　　推荐几个美味又健康的食谱，其中以清热、利湿、健脾
为主。

老黄瓜薏米猪骨汤　制作方法：薏米 30 克，老黄瓜 1 根，猪骨 500 克，白扁豆 40 克，生姜 1 块，蜜枣 2 个，薏米提前浸泡 1～2 小时，老黄瓜去籽后切块，猪骨焯水，所有食材洗净后一起放进锅里，加入 1500～2000 毫升清水，大火煮开后转小火煲 1.5～2 小时，放盐调味即可。此汤可清热解毒、健脾利水，其中放白扁豆可加强健脾化湿之力。

赤小豆薏米粥　制作方法：赤小豆 30 克，薏米 30 克，可提前浸泡 2～3 小时，捞出后加适量水，大火煮开后，小火煮至豆子有裂口即可，可按照个人口味加少量糖或盐。此为 1 人份的量，此粥可利湿、健脾、和胃。

茭白炒鸡柳　制作方法：茭白 250 克，鸡胸肉 100 克。茭白去老根后切丝，鸡胸肉切成条后用适量生抽、盐等腌制 10 分钟。先将鸡柳炒至半熟备用，然后单炒茭白丝，当茭白丝快熟时将鸡柳倒进锅中，加适量盐炒熟即可。此菜可解热毒、利二便。

为了宝宝的健康，家长们快快发挥自己的厨艺天赋吧！

荨麻疹，寻找过敏原远离"风团块"

　　小轩妈觉得小轩从小身体还挺强壮，很少生病，就是小轩的皮肤不太好，经常觉得皮肤痒，抓挠不止，还会起风团块。小轩妈不明白这是为什么，对此很是疑惑。

◎ 医学加油站

　　荨麻疹　也就是我们常说的"隐疹""风疹块""鬼饭疙瘩"。宝宝突然觉得皮肤瘙痒，紧接着皮肤上出现了风团块，风团块可随抓挠刺激而逐渐扩大、增多，停止刺激几分钟或数小时后风团块可逐渐消失，不留痕迹，但新风团块可接连不断地出现，这就是荨麻疹常见的表现。

　　荨麻疹出现的风团块一般为红色或苍白色，有时亦可为正常肤色，形状可为圆形、椭圆形或不规则形。荨麻疹病情严重的可伴有心慌、休克、呕吐、腹泻、呼吸困难、高热寒战等症状。

一、怎么区分是急性还是慢性的荨麻疹？

　　根据病程的长短，荨麻疹可分为急性荨麻疹和慢性荨麻疹。急性荨麻疹一般发病较急，瘙痒和风团的程度较重。而慢性荨麻疹多由急性荨麻疹转变迁延而来，一般是风团反复发作、时轻时重，持续超过 6 周以上。

二、为什么宝宝会患荨麻疹呢?

现在很多宝宝还是没找到确切引起荨麻疹的原因，但经临床总结最常见的病因如下:

饮食失宜 食物（如鱼、虾、蟹、牛奶、蛋类等富含动物性蛋白的食物）是导致荨麻疹最常见的原因；竹笋、蒜苗、杞果、草莓、杏子等蔬菜水果，以及含防腐剂和人工色素的食物亦容易引起荨麻疹。

外感风邪 《医宗金鉴·外科心法要诀》云: "由汗出受风，或露卧乘凉，风邪多中表虚之人。初起皮肤作痒，次发扁疙瘩，形如豆瓣，堆累成片……"宝宝天生体虚或者出汗后毛孔舒张，感受风寒或风热后，病邪侵于肌表，可导致荨麻疹。

药物 如抗生素、疫苗、阿司匹林、吗啡等，当宝宝使用后可出现风团，宝爸宝妈们需要把该药物记录下来，以便医生做出诊断。

感染 如细菌、真菌、病毒、寄生虫等感染。

其他 花粉、皮毛、蚊虫叮咬及持续性或刺激性的冷、热、摩擦、日光、压力等都有可能会导致荨麻疹。

三、发现孩子有荨麻疹，不疼也不痒了，没多久就自动消失了，家长可以不管吗？

不可以！尤其是首次突发荨麻疹的孩子，家长是需要重视的，要积极寻找过敏原，以防再次出现。如伴有呼吸困难、呕吐、休克等症状，应立刻送往医院诊治。

四、中医治疗荨麻疹

一般来说，宝宝患了荨麻疹，可以中药内服与外用熏洗相结合。

中药治法 以疏风、祛风为首要，根据不同证型加以清热、养血、益气固表、散寒等。治疗原则为：防护为主，辨证治疗。

外治法 可以到中医院相应科室开中药洗剂，一般会使用荆芥、蛇床子、防风、紫苏叶等祛风止痒的药物，这些中药可减轻荨麻疹引起的瘙痒症状。亦可在医生指导下涂抹炉甘石洗剂，但是要密切观察宝宝皮肤状况，涂抹后是否有红肿、疼痛、瘙痒加剧表现，若有相关症状需停止用药，立即清洗皮肤，如皮肤有破损，是不能使用的。

针灸 年龄稍大的孩子可到儿科或针灸科进行针灸治疗，一般选取手足阳明经穴为主。医生也会根据孩子的自身情况和病情而决定是否选择针灸的方法，如孩子是否惧怕针刺，能否长时间平静地平躺或坐着。

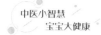

五、如何预防荨麻疹的发生?

如果您的孩子出现荨麻疹,您需要注意以下几点:

寻找过敏原 当孩子出现荨麻疹的症状,家长需要把孩子近日吃过的食物、药物、接触过的物品(花草、蚊虫、化学物品等)做出相应的记录,以便筛查找出过敏原。可以给婴儿期的小宝宝们每日填写饮食日记卡,也可以到医院抽血化验查找过敏原。

尽量避风 此病主要的病邪在于风邪,因此,荨麻疹的宝宝在发作期中,需要避风,平日里也应当避免对着空调直吹。

运动 学龄期的孩子平常应适当运动锻炼,增强体质,但出汗后需及时擦干,避免吹风。

选择适合的小宠物 家里有荨麻疹的孩子,不应养猫、狗等带毛的动物,如果孩子真想养宠物,小乌龟和小金鱼也都是不错的选择。

注意相应的季节 花粉传播的春天和蚊虫滋生的夏天、初秋,更应当注意防护。

患处的护理 发作时不能热敷、搔抓,不能用肥皂与沐浴液洗澡,从而减少刺激,也可适当减少洗澡的次数。小宝宝睡觉时同样可以用宽松、干净、透气的手套套住双手,避免抓挠加重病情。年龄稍大的孩子,平常需要告诉他荨麻疹注意事项,而且要对孩子的痛苦表示理解。此外家长需监督,不让孩子养成抓挠、乱摸等小动作，定期帮孩子剪指甲。

◎ **调理食谱**

饮食上首要的是避开过敏原，宜饮食清淡，少吃含防腐剂、色素及腌制食品，防止疾病发作。

1. 慎吃食物

动物蛋白 鱼、虾、蟹、贝壳等海产品，牛、羊、鹅肉等发物，蛋类，牛奶或羊奶及其奶制品，等等。

蔬菜和水果 菌类、竹笋、蚕豆、花生、菠菜、菠萝、杧果、草莓、柑橘等。

调味料 葱、大蒜、八角、咖喱、芥末等辛辣刺激调味品及蜂蜜等。

2. 推荐菜谱

紫苏蒸排骨 制作方法：排骨 350 克，紫苏叶 6 片。先将排骨剁成小块，用清水泡 10 分钟后沥干。紫苏剁碎后倒入排骨里，加适量盐、生抽、糖后拌匀，腌制 15 分钟。将腌好的排骨放入碟中，放进锅内蒸 20 分钟左右即可。紫苏叶能解表、行气和胃，兼解鱼蟹毒；蒸法可保持猪肉的鲜味，使菜肴清淡不油腻，加上紫苏独特的香味，清香鲜美又可口，肯定能得到孩子们的青睐。

陈皮绿豆沙 制作方法：陈皮 3 块，绿豆 100 克。将绿豆提前用水泡 2 ～ 3 小时，陈皮用水泡开后切成条状。将绿豆和陈皮及适量的水倒入锅中，煮 1 小时左右，加入适量冰糖煮至糖溶化即可。最后用滤网过滤一下，用勺子碾压绿豆，挤出豆沙滤掉豆皮，这样陈皮绿豆沙就做成了。这是一款很经典的甜品，能清热解毒、健脾开胃，记得甜度要适中，太甜的话反会伤及脾胃。

冬瓜薏米老鸭汤　制作方法：鸭半只，薏苡仁 30 克，冬瓜 500 ～ 1000 克，薏苡仁需提前浸泡 1 ～ 2 小时，将鸭子切块后焯水，冬瓜切成大块。再将鸭块和薏米放进锅中，加适量水煲 1 小时左右，然后加冬瓜块和适量盐，煮 20 分钟左右即可。这是一款清热、祛湿、消肿的汤。此外，建议鸭子去皮、去内脏再煲。

胡萝卜炒西兰花　制作方法：西兰花 1 棵，胡萝卜 1 根。食材洗净后，将西兰花掰成小朵，胡萝卜切小片，一块焯水 1 ～ 2 分钟。在锅中倒油，油热后先加入西兰花，翻炒几下后再倒进胡萝卜，最后加盐调味即可。这道菜能补充胡萝卜素、维生素及微量元素，有利于加强孩子的抵抗力。

预防传染病，从身边点滴小事做起

炎炎夏日，随着气温的升高，细菌、病毒等各种病原体更容易滋生、繁殖。同时，由于这段时间气温波动较大，孩子、老年人、体弱或患有慢性疾病的人群对这种变化的适应能力较差，特别是婴幼儿，他们由于自身免疫功能尚未完善，对病原体的抵抗能力更差，属于易感人群。为防止幼儿传染病悄悄活跃起来，以下疾病，家长们要注意防范。

一、手足口病

手足口病是一种由多种肠道病毒引起的传染病，以发热和手、足、口腔等部位出现皮疹或疱疹为主要特征。病毒经胃肠道、呼吸道（飞沫、咳嗽、打喷嚏等）传播，亦可因接触患者口鼻分泌物、皮肤或黏膜疱疹液及被污染的手及物品等造成传播。

手足口病一般症状较轻，大多数患者发病时，往往先出现发热症状，然后手掌心、脚掌心出现斑丘疹和疱疹（疹子周围可发红），口腔黏膜出现疱疹或溃疡，疼痛明显。部分患者可伴有咳嗽、流涕、食欲不振、恶心、呕吐和头疼等症状。少数患者病情较重，可并发脑炎、脑膜炎、心肌炎、肺炎等，如不及时治疗可危及生命。

手足口病有周期性流行的趋势，每年的 4～7 月是其主要流行季节，3 周岁或 3 周岁以下婴幼儿的手足口病发病率最高，并且能够引起局部流行，其潜伏期多为 2～10 天，平均 3～5 天。从临床上看来，大龄儿童和成人有时候也会"中招"，切不可掉以轻心。

二、水痘

水痘是由水痘—带状疱疹病毒初次感染引起的，以皮疹为特征的急性呼吸道传染性疾病。水痘传染性强，起病急，易引起爆发。各年龄段均可感染，最常见于 10 周岁以下儿童，一年四季均可发生。

水痘起病较急，前期有发热、头痛、乏力、恶心、呕吐等症状，持续 1～2 天后出现皮疹。皮疹呈向心性分布，躯干处较多，四肢、头面部少，手心、脚心及口腔黏膜上的疹子更是少见，可据此和手足口病相鉴别。

三、流行性腮腺炎

流行性腮腺炎俗称痄腮，是由腮腺炎病毒引起的常见的急性呼吸道传染病，不仅可见于儿童，也可危及成人。一年四季均可发病，以冬、春季最为常见。患儿一般在发病前 2～3

周多有流行性腮腺炎接触史，一般起病较急。主要症状可见一侧或双侧腮部肿胀。肿胀以耳垂为中心向四周蔓延，张口进食时疼痛加剧。腮部肿大常在2～3天达到高峰，4～5天后腮肿逐渐消退，整个病程大约持续1～2周。

较大的男患儿或者青春期后的少年，在患流行性腮腺炎的同时，少数可发生睾丸疼痛或脘腹疼痛，甚至造成成年后不育。极少数重症患儿，会伴有高热、嗜睡、抽搐的症状。本病为自限性疾病，目前尚缺乏特效药物，抗生素治疗无效。一般预后较为良好。

四、猩红热

猩红热是由A族β型溶血性链球菌引起的传染病，以发热、咽喉肿痛或伴腐烂、全身布满猩红色皮疹、疹退后脱皮脱屑为特征。潜伏期多为2～3天，短的1天，长的5～6天。起初患儿表现为高热、咽痛，咽及扁桃体有脓性渗出物，软腭充血并伴有细小红疹或出血点，突出的舌乳头呈白色。发热后24小时，出现弥漫性红色细小的疹子，呈鸡皮样，触摸时似砂纸感。皮肤褶皱的地方，如腋窝、肘窝、腹股沟，可见皮疹密集成线状排列，形成明显的横线。舌乳头突起呈红色，口唇周围苍白。出疹后3～5天颜色转暗，逐渐消退，疹子消退后慢慢会出现蜕皮。

猩红热一年四季均可发病，冬春两季最为常见。任何年龄均可发病，但 3 ～ 7 岁儿童发病率最高。在过去，本病的致死率较高，随着现代医疗水平的提高，患儿通过及时、高效的治疗手段，一般预后良好。

五、轮状病毒腹泻

科学家把一种类似于车轮样的病毒，命名为轮状病毒。这种病毒可不容忽视，每年秋冬季节均有一个婴幼儿腹泻的发病高峰期。因此，这种腹泻也被叫作"秋季腹泻"。秋季腹泻有 24 ～ 48 小时的潜伏期，轻症患儿仅有轻度腹泻症状；较重患儿的腹泻呈水样便，大便就是像蛋花汤样的状态。病初偶有呕吐出现，一般为中度发热，多伴有上呼吸道感染的症状。由于呕吐、腹泻，可引起脱水、电解质紊乱等，宝爸宝妈们一定不要掉以轻心。

轮状病毒腹泻有明显的季节性，多发生在较为寒冷的季节，每年的 10 月至次年的 2 月是轮状病毒腹泻的高发季节。一般自然病程是 3 ～ 8 天，平均为 5 天，预后大多良好，但是如果当患儿脱水严重的时候，没能得到积极治疗也可引起死亡。

◎ 传染病的预防

急性传染病还是比较凶险的，儿童出现上述相关症状时一定要密切观察，并及时到医疗机构就诊。患儿不要接触其他儿童，父母要及时对患儿的衣物进行晾晒或消毒，对患儿粪便及时进行处理。患儿增多时，要及时向相关的卫生和教育部门报告。根据疫情控制需要，当地教育和卫生部门可决定采取托幼机构或小学放假措施。

预防传染病，我们能做的还有：

（一）注意环境卫生

1.饭前便后、外出后，要用消毒洗手液等给儿童洗手，避免接触患病儿童。

2.看护人接触儿童前、替幼童更换尿布、处理粪便后均要洗手，并妥善处理污物。

3.婴幼儿使用的奶瓶、奶嘴使用前后应充分清洗，有条件者可进行适当的消毒。

4.不宜带儿童到人群聚集、空气流通差的公共场所，居家时注意保持家庭环境卫生，居室要经常通风，勤晒衣被。

5.夜间做好防蚊工作，外出游玩时也应做好防蚊处理。勤洗澡，保持皮肤清洁可在一定程度上防止皮肤感染，减少蚊虫叮咬。

（二）注意饮食卫生

1.选择摄入已经处理过的安全食品；生吃的瓜果要洗净；饭菜烹饪要彻底熟透；妥善贮存熟食，摄入前要加热；生、熟食品分开处置，避免接触。

2.保持厨房物品表面的清洁，避免昆虫、鼠类和其他动物污染食品。

3.使用符合卫生要求的饮用水。

（三）建立良好的饮食起居习惯

1.早睡早起，保证充足睡眠和休息，采取合理的方式锻炼身体以增强体质。

2.适量吃些鸡、鱼肉、豆制品、新鲜蔬菜、水果和坚果等，使儿童营养均衡。辛辣食物和太咸的食物应尽量少吃。

3.不应贪凉，尤其不能频繁地吹空调，要适时增添衣物，防止感冒。

（四）必要时用疫苗进行预防

对儿童进行规范、系统的疫苗接种，是预防传染病的安全、有效的手段。

（五）中医防治

传染病多属于中医温病的范畴，"治未病"是中医的特色，古人也提出了"未病先防、已病防变"的医学思想。其中，重视食积的病理因素、肠道的通畅是预防儿科传染病的一个重要方向。古人云："若要小儿安，常带三分饥与寒。"人体应该保持一种清虚状态，气化才能顺畅，还应该保持机体处于一种适当的应激状态。

病后更要重视恢复脾胃能力，温病温热性质显著，易耗伤人体阴液，化燥伤阴，易伤及脾胃；治疗过程中使用的苦寒之药或抗生素，也会伤及脾胃之阳气。因此，疾病之后要调理好脾胃，否则很多孩子病是好了，但是体质会从此虚弱，抵抗力很差。

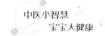

延缓近视发展，纠正用眼习惯

10 岁的毛毛上小学五年级了，由于近来临近期末，学习任务比较重，经常是夜间加班加点地做作业，有时候累了就躺在床上看一会儿书。近几天上课时，看黑板上老师的字迹越来越不清楚了。他的父母充满了疑惑，毛毛是患近视了吗？

 医学加油站

近视 是平行光线经屈光系统屈折后，成像在视网膜之前的屈光状态，以视近清楚，视远模糊为特征的眼病。中医称"能近却远症"，俗名"觑觑眼"。随着社会的发展和进步，学习和生活压力的加大，电脑和手机的普及，同时缺乏预防观念和及时正确的治疗，近视在儿童的发病率呈明显升高趋势，严重危害了儿童的健康成长。

一、宝宝为什么会出现近视？

遗传因素 近视与遗传密切相关，高度近视的遗传性更明显，父母双方都高度近视（600 度以上），子女发生高度

- 172 -

近视的概率为 80% 以上。

用眼时间过多 我国小学生近视患病率为 30%，初中学生为 50%，高中、大学生达到 70%。长时间近距离用眼（学习、看电子产品）在儿童近视的发病中起着十分重要的作用。近距离和长时间用眼是个非常不好的用眼习惯，除了书本之外，孩子过多地接触电子产品，如长时间阅读时离手机、电脑、pad、电视等电子产品的屏幕太近，会造成孩子眼睛调节疲劳，从而使孩子眼睛过早的近视。此外，坐得歪歪扭扭，既容易使眼睛疲劳，又可能造成脊柱发育不良。

户外活动时间过少 研究表明，户外活动是近视的一个独立性保护因素，与户外是否活动没有关系，而与在户外所暴露的时间长短直接相关。每天 2 小时、每周 10 小时以上的户外活动，可以让儿童的近视发生率降低 10% 以上。

室内光线太暗 当眼睛处于光线昏暗的环境中时，容易发生疲劳。家长要注意调亮环境光线强度，不只是单纯台灯的亮度，还包括房间吊顶灯等背景灯的亮度，这样才能将室内环境的光线调亮，起到预防近视，减轻眼疲劳的作用。父母平时尽量不要在孩子面前使用手机、电脑等，或者在使用时不要让宝宝在一旁观看，父母要以身作则，以实际行动教育和培养宝宝良好的用眼习惯。

二、宝宝患近视的表现有哪些?

宝宝患近视跟大人们的近视是有所不同的。因此,当发现宝宝出现以下表现时,要考虑到宝宝是否有近视的可能。

揉眼 有些宝宝由于对目标看不清,会经常用手来揉眼,想采用这样的方法来让目标变得清晰。

眨眼 眨眼有缓解压力的作用,但是如果宝宝频繁眨眼时,父母要考虑一下宝宝是否患有近视。

歪头 宝宝看电视时不是正对着看,而是歪头看电视。这是因为歪头看物体可以减少散射光线对其视力的影响。

皱眉 有部分宝宝会为了改善视力,从而皱起眉头,殊不知,这样会使眼外肌压迫眼球,加快近视的发展。

凑近 当视力下降时,宝宝们会近距离地看东西,尤其是在写字、看书的时候,眼与书本离得很近。

三、平时大家对宝宝近视的常见认识误区

反对给孩子戴眼镜 许多父母认为,眼镜一旦戴上去就无法拿下来了,而且会使眼镜度数越来越高,进而反对给孩子戴眼镜。其实,近视度数的增加,配戴眼镜不是主要的原因,而是不注重眼睛的保健。如果近视度数已经影响到了日常生活及上课,就应该给孩子配戴合适的眼镜,它是矫正视力最好的方式。配戴眼镜不是让近视度数降低,而是让孩子的世界从朦胧不清变成清晰分明。

近视会遗传 近视的遗传程度随度数的增加而增加。一般来说，300 度以下的近视与遗传关系不大；300 ～ 600 度的近视与遗传关系密切；600 度以上的近视几乎都与遗传有关。

远视力低于 1.0 就是近视 成人视力低于 1.0，我们说他有近视现象，但孩子不是这样，幼儿和学龄前儿童的视力正常值要较成人低。孩子的眼睛从结构到功能都有一个发育过程，视力也是如此，不能以成人的标准来衡量。一般来说，3 岁的孩子其健康视力≥ 0.6，5 岁时应≥ 0.8。

四、小儿患近视该如何治疗呢？

1. 耳穴贴压法

取穴位：肝、肾、肺、神门、目、眼点。耳穴按常规消毒，王不留行籽高压灭菌，阴干，用胶布贴压在所选的耳穴上，并予以按压，手指按压以有酸、麻、胀、痛感为度，每天按压 3 ～ 4 次，每次约 2 分钟，7 天后休息 1 天。然后再贴，每 4 次为 1 个疗程。

2. 按摩

按摩眼部周围的穴位能够疏通局部气血，解除眼部肌肉的紧张和痉挛，消除眼部疲劳，对儿童假性近视具有较好的疗效。方法为：

①用指尖点压鱼腰、四白、翳明穴。

②用拇指指腹在闭目后的眼球上轻轻向下按压，并有节奏地起落。

③将中指和无名指并拢，用指腹在后颈部由上至下做螺旋形旋转按摩。

④用拇指、中指的指尖掐双侧风池，内外对称地掐耳部眼穴。

⑤除拇指外，其他四指并拢成排，用指尖在眼眶四周、太阳穴周围、后颈部做垂直雀啄式敲击动作。

以上方法每次治疗 10 分钟，每天 1 次。

五、近视的防治方法

减压　繁重的学习压力会导致儿童长期处于紧张、焦虑、忧郁状态，成为引起近视的因素。

缩短阅读时间　长时间读写会造成视疲劳，久而久之会导致屈光改变，建议每读写 40 分钟左右，休息并远眺 10 分钟左右。

拉长距离　保持读写时，眼离书本有一定的距离，建议最佳距离为 30 厘米。

光线充足　保证学习环境的光线充足，不能在暗光下和太阳光下学习，最佳的读写光线应该与自然光线相当。

睡眠　保证充足的睡眠，睡眠可以让机体的组织细胞得到完全的休息和放松。儿童每天的睡眠时间应保证在

8.5～9.5 小时。

户外运动　适当的户外运动不仅可以增强体质，增加身体的抗病能力，对视力的健康也很有帮助。

不偏食　合理的饮食结构，不能偏食、厌食，每餐饮食力求营养均衡，多食含维生素、矿物质多的新鲜蔬菜、水果，以及含优质蛋白多的肉、蛋、奶。

控制玩电子游戏的时间　严格控制上网和玩电子游戏的时间，保证眼睛得到充分的休息和放松。

做眼保健操　每天坚持做眼保健操，对视力的保护和恢复有非常重要的作用。

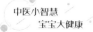 **过敏性鼻炎，避开过敏原不做"鼻涕虫"**

　　7岁的欢欢开始上小学了，但总爱突然打喷嚏、流鼻涕，还有了"小鼻涕虫"的绰号。而欢欢妈总以为孩子只是着凉了，可是保暖做到位，依然不见好转。

◎ **医学加油站**

　　过敏性鼻炎　该病属于中医的"鼻鼽""鼽嚏""鼽鼻"范畴。家长们需要积极筛查孩子的过敏原，尽量避开过敏原。过敏体质的孩子在接触到环境、食物等相关过敏原时出现鼻痒、鼻塞、连续打喷嚏、流大量清鼻涕等症状，这就是过敏性鼻炎发作的过程。此病具有突发和反复发作的特点，且与哮喘、鼻窦炎、呼吸道感染、中耳炎等疾病相关联。

一、为什么孩子会患过敏性鼻炎呢？

　　家族遗传史　过敏性鼻炎是一个有家族遗传倾向的疾病。

　　接触过敏原　未接触过敏原时，孩子的过敏性鼻炎一般是不会发作的，当接触到（吸入、食用）过敏原时，疾病便会发作。

生活环境 现代环境的污染，包括空气、水体、农业等
污染，都可能导致孩子容易过敏。

二、过敏性鼻炎的严重后果

除了鼻痒、鼻塞、打喷嚏、流鼻涕等这些典型症状外，
孩子会因为鼻塞、鼻痒而经常张嘴呼吸、推鼻子、歪嘴、"做
鬼脸"，也可能会出现嗅觉减退、流泪等症状，甚至可能会
出现黑眼圈，因经常揉搓还会导致鼻背或鼻子上方出现横向
皱褶。

三、孩子患过敏性鼻炎要怎么治疗呢?

中药治疗 本病与肺、脾、肾三脏关联密切，根据孩子
的不同症状辨证治疗。

中医推拿 也可以到推拿科进行推拿，以疏通经络，使
病邪外出，宣通鼻窍。平时家长在家也可给孩子做点小按摩，
如用示指直按迎香穴，拇指揉按风池穴或中指揉按鼻梁两侧，
每日 2 次，每次 1 ~ 2 分钟即可。

三伏贴 每年夏季三伏天，可以带孩子到中医院的呼吸
科或儿科贴三伏贴，连续 3 ~ 5 年为一个疗程。

四、预防过敏性鼻炎的方法

避开过敏原 过敏性鼻炎以吸入性过敏原最为常见。

锻炼 需要运动锻炼以增强体质，减少过敏的发生概率。

平日防护 孩子少吃生冷的食物，如冰激凌、冷饮。冬季要注意保暖，预防感冒，尽量减少呼吸系统的疾病。家长在家中做菜时尽量使用吸油烟机减少油烟味，从而减少对孩子鼻子的刺激。

◎ 过敏小总结

前面也讲到了过敏原，那下面就聊聊中医对过敏的看法，以及总结一下常见的过敏原吧。

一、中医对过敏的认识

中医认为，过敏宝宝一般是属于过敏体质的，而这种体质多由于先天禀赋不足或遗传因素造成，一般源自父母或祖辈。当然，也有天生本是如此的宝宝。人本就各有差异，正如《灵枢·寿夭刚柔》曰："人之生也，有刚有柔，有弱有强，有短有长，有阴有阳。"

而有的宝宝不是先生的过敏体质，却容易过敏，这和正、邪之间的斗争有着很大的相关性。当人体的正气不足，邪气侵犯人体，会因邪气亢盛而损伤正气，最终导致过敏的发生。但如果正气充足，就拥有了足够防御、驱除邪气的能力，使邪气不可入内，过敏自然就不会发生。总的来说，过敏的过程就是正邪对抗及其盛衰变化的过程。因此，只要孩子体质调匀，正气存内，也不一定总会过敏。

二、常见的过敏原

吸入性过敏原　尘螨，花粉、柳絮等花草树类。动物毛屑（猫狗毛屑、禽类羽毛等），真菌，蟑螂、蚊、蝇等昆虫的分泌物、排泄物和尸体碎片及香烟、香水等。

小提示：需要把室内湿度控制在 60% 以下，需保持空气流通。床单、枕头、毛毯、玩具经常清洗，洗后尽量在太阳底下晒干，空调过滤网也得定期清洗。尽量不养带毛的宠物。家人或客人不要在家里吸烟，可到阳台或室外吸，当然不吸是最好的，也为宝宝做一个好榜样。

食入性过敏原　鱼、虾、蟹、贝壳等海鲜；牛、羊、鹅肉等禽畜肉；鸡蛋；牛奶、羊奶及其奶制品；黄豆、蚕豆、花生等；菌类、竹笋、菠菜、葱、大蒜、八角、咖喱、芥末等；菠萝、杜果、草莓、荔枝、柑橘等；小麦；青霉素类、磺胺类等抗生素，止痛药等。

小提示：易过敏的婴儿期宝宝加辅食时，需单种、少量、间隔时间长，家长可为宝宝做一个食物日记卡，记录宝宝每日饮食的种类、分量。

接触性过敏原　油漆、指甲油、化妆品、染发剂、洗发水、洗洁精、肥皂、金属、橡胶、化纤用品、塑料、寄生虫、细菌、霉菌、病毒。

小提示：小宝宝们皮肤细嫩，自然就是最美的。但有一些宝妈很想给自家小公主打扮得漂漂亮亮，给她们涂指甲油、涂口红、染头发等。但是，使用的这些产品有可能会成为宝宝致病的过敏原。因此，我们建议避免给宝宝使用含有化学成分的产品，宝宝自然的美就很好；宝妈们也要尽量在回家后卸了妆再和宝宝们玩耍；家里的家具、孩子的玩具也是要多清洗。

注入性过敏原　蚊子、蚂蚁、蜜蜂等蚊虫叮咬引起，其中蜜蜂的蜂毒是此类过敏原中比较重要的一种。注射性药物，如疫苗、青霉素类抗生素、麻醉药等也可以引起过敏。

小提示：无论哪个季节都要为宝宝做好防蚊、防虫的措施。

以上说到的就是常见的过敏原，并不是说所有宝宝食用、接触以上食品、物品都会引起过敏反应。但家里有过敏史的宝宝要额外关注，以防宝宝过敏。过敏的宝宝，家长需要细心寻找过敏原，若是自己找不到过敏原，可以到医院进行过敏原的检测，帮助寻找过敏原，以便更好地避开它。常见的检测方法有：血清过敏原检测、皮肤点刺试验、斑贴试验、过敏原激发试验等。

◎ 调理食谱

在没有查明过敏原之前，过敏性鼻炎的孩子在饮食上还是得注意避免食用上文中"食入性过敏原"里的食物。

辛夷花煮鸡蛋 制作方法：辛夷花 8～10 克（包煎），鸡蛋 1 个，清水 500～700 毫升。将辛夷花洗净，稍浸泡，因辛夷花有毛需单独放进纱网后，再与鸡蛋一块放进清水中煮。蛋熟后捞起剥壳，再放回锅中煮 5 分钟即可。饮汤吃蛋。需注意：近期上火或属阴虚、热证的孩子要慎吃。

苍耳子黄芪煲猪腱子肉 制作方法：苍耳子 10 克（包煎），黄芪 25 克，葛根 25 克，猪腱子肉 400 克，生姜 3 片，清水 2500 毫升。将各食材洗净，因苍耳子有刺需单独放进纱网，猪肉切块，一起放进汤煲里，加水煮沸后，小火煮 1～2 小时，加入适量盐即可。

猪肺粥 制作方法：猪肺 500 克，粳米 100 克，薏苡仁 50 克，清水 800 毫升。猪肺洗净，加水煮至七成熟后捞出，切成丁状。将所有食材放进锅内，加水煮沸，再用小火慢煮，米熟烂即可。

生长痛，腿疼有特点

　　5 岁的毛毛最近总是说自己小腿疼痛，尤其是在夜间，经常会被疼醒。毛毛的父母很是担心，便带孩子去医院做了检查，结果一切正常。像毛毛这样的腿疼，可能很多家长朋友也在发愁，请宝爸宝妈们别紧张，孩子很有可能正在经历生长痛。

◎ **医学加油站**

　　生长痛　首先，生长痛不是病。生长痛是儿童生长发育过程中特有的生理现象，多见于 3 ~ 12 岁儿童，通常反复发作 1 ~ 2 年（少数孩子会持续至青春期）。调查显示，学龄期儿童生长痛发生率高达 10% ~ 20%，女童发病率高于男童。

　　其次，生长痛目前没有明确的定义，也没有明确的诊断标准和排除标准，关键在于辨识出这种疼痛有无其他伴随病理情况，而后者往往是需要治疗的。

　　典型的生长痛多发生在半夜，不少患儿常在夜间疼醒，甚至哭闹呼痛，但不经特殊处理可自行缓解。因而，此类疼痛被认为是生理性的，又多见于生长发育期，故命名为生长痛。

为了方便就诊时与接诊医生进行交流，患儿家长们还需要按照如下的条目简单、高效地给出医生所关注的信息。

家庭史 家族中有无特殊疾病，如镰状细胞性贫血、代谢性疾病、风湿免疫性疾病等。

疼痛情况 疼痛的部位、时间、频率，每次疼痛发作持续的时间。疼痛的缓解方式，如局部热敷、按摩。疼痛是否影响孩子的日常生活、睡眠。

其他相关情况 近期有无感染病史（如病毒感染或链球菌感染等）。最近运动或体育活动有无明显增加。

一、宝宝为什么会出现生长痛？

发育不同步引起牵拉痛 孩子在该年龄段正处于生长发育阶段，骨骼生长速度较快，尤其是股骨、胫骨等长骨，而长骨周围的肌肉、韧带生长相对缓慢。因此，生长的快慢不均导致牵拉刺激，从而引起疼痛。

代谢产物堆积 由于孩子白天活动量较大，尤其是伴有剧烈运动时，体内代谢物质不能及时排出体外，引起的乳酸等酸性代谢产物的堆积，从而出现肌肉酸痛。

二、生长痛有哪些典型症状？

多为下肢疼痛 生长痛的疼痛部位起初发生于双下肢，双上肢疼痛也可能会出现，但都伴有下肢的疼痛。常见的发生部位在膝、小腿、大腿。疼痛多呈对称性，位于腿部的深处，一般是大腿或者小腿肚，在关节以外的地方。

多为肌肉性疼痛 生长痛主要是肌肉疼痛。疼痛部位不会出现红肿、发热等局部表现，以及寒战、皮疹等全身症状，多呈阵发性发作，每次持续数分钟至几小时不等。

疼痛多发生在夜间 生长痛最大的特点就是几乎都是在晚上发生。但极少数孩子也可以表现为白天疼痛。不少患儿常在夜间疼醒，甚至哭闹呼痛，通常在早晨自发缓解。

三、关于生长痛的常见问题

问：生长痛需要吃止疼药吗？

答：除非疼到不能忍受，大部分情况不需要药物治疗。

问：生长痛需要补钙吗？

答：补钙和生长痛无关，因为生长痛的原因不在于缺钙，而是骨骼及其周围的肌肉、韧带生长不同步引起的牵拉痛，钙充足的孩子也可能出现生长痛。

问：没有生长痛就长不高吗？

答：生长痛和身高无必然联系，如果孩子骨骼生长和肌肉生长同步，就不会出现生长痛。

问：生长痛会持续多久？

答：每次发作通常数分钟至几小时不等，呈慢性反复发作，整个自然消失的过程，短则几个月，长达 1～2 年。

问：什么样的生长痛必须要看医生？

答：疼痛出现在关节部位，或伴随局部红肿、发热、肢体受限，以及寒战、皮疹等全身症状，建议去医院进一步检查。

四、中医如何治疗生长痛？

局部按摩　采用捏、搓、揉等手法，按摩大腿、小腿、膝关节周围肌肉，对下肢阳陵泉、足三里、阴陵泉、血海、三阴交5个穴位进行按摩，按摩的力度要稍重，每条腿按摩2～3次，两腿交替按摩。

中药外敷　药用透骨草20克，桂枝10克，威灵仙10克。将这些药加水浸泡30分钟，文火加热，煮沸30分钟。使用纱布过滤掉药渣，用药液浸湿小毛巾后局部热敷，外面用塑料薄膜覆盖，再放置50℃热水袋，以防小毛巾温度下降太快，每次30分钟，每天2次，7天为1个疗程。

针灸疗法　此疗法应由专科医生进行。选取四渎穴，常规皮肤消毒，患儿仰卧位，选择1寸毫针，进针以得气为度，一般均有酸胀感，手法为平补平泻，留针30分钟，留针期间间隔10分钟做手法1次。每天1次，7天为1个疗程。

五、预防生长痛的方法

1.孩子天生好动，需要注意让孩子多休息，减少活动量，以减轻生长痛发作时的疼痛感。

中医小智慧
宝宝大健康

2. 多给孩子补充一些高蛋白食物，如牛奶、核桃、鸡蛋，同时多吃富含维生素C的蔬菜和水果，如西红柿、柑橘、柚子。

3. 父母在晚上可以利用陪孩子看动画片、画画、做游戏等来转移孩子的注意力。在孩子生长痛发作期间，父母要多安慰和陪伴孩子，以舒缓孩子紧张的情绪。

◎ 调理食谱

鸡血藤蹄筋汤 取鸡血藤 30 克，猪蹄筋 50 克，盐少许。将洗好的猪蹄筋切段，与鸡血藤一起放入锅中，小火熬 1 小时，加入少量食盐。此药膳具有养肝益肾、通络止痛的功效，适用于疼痛伴有眼睛干涩、腰膝酸软等症状的患儿。

桑枝粳米粥 取桑枝 10 克，粳米 30 克，蜂蜜适量。桑枝先用冷水泡 30 分钟，大火烧开锅，文火熬 30 分钟，取汤液，把提前洗好的粳米加入其中，小火熬 1 小时，收锅前 5 分钟加入适量蜂蜜即成。每天服用 3 次。此药膳具有祛风祛湿、通络止痛的功效，适用于疼痛伴有大便黏腻不爽、肢体困重等湿气症状较重者。

桂枝炖土鸡 桂枝 30 克、土鸡 1 只，盐适量。将桂枝用纱布包好，土鸡去毛、洗净，将药包放入到鸡腹内，小火熬一个半小时，加入少量食盐即可食用。此药膳具有散寒、通络止痛的功效，适用于疼痛伴有四肢冷痛、手足不温等症状的患儿。

第四章　多角度看"异常"——家长育儿无烦恼

有时候，会不会觉得自己的孩子是个"怪胎"？

别人家的孩子都长 4 颗牙了，我家孩子 1 颗都没长。

别人家的孩子喜欢吃糖，我家孩子喜欢吃土。

别人家的孩子吃饭狼吞虎咽，我家孩子看饭就烦。

别人家的孩子……

您家孩子真的是怪胎吗？

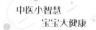

出牙晚或换牙迟，等得起吗？

　　萌萌已经 10 个多月了，却丝毫没有长牙的迹象。看着别人家的宝宝 6 个月已经长出了一对小白牙，萌萌家长很是着急："怎么还不长牙呢？是不是缺钙了？还是宝宝的发育出现了问题？"

◎ 医学加油站

　　出牙晚　人一生有 20 颗乳牙和 28 ～ 32 颗恒牙，共两副牙齿。出生后 4 ～ 10 个月，宝宝乳牙开始萌出，13 个月后未萌出称为乳牙萌出延迟。

　　每个婴儿乳牙萌出的时间、出牙数及萌出顺序差异比较大。出生时乳牙已骨化，乳牙牙孢隐藏在颌骨中，被牙龈覆盖。乳牙萌出顺序一般为：下颌先于上颌、由前向后。6 个月左右长出 2 颗下中切牙；10 个月左右上下各长 2 颗侧切牙；1 岁左右以正中央的牙齿为依附，旁边的牙齿有规律地长出来；1 岁半左右中间的 8 颗牙长出来后，第一乳磨牙才会长出来；2 岁左右磨牙和侧切牙之间长出乳尖牙；大多在 3

岁前，乳牙全部长齐。

如果宝宝因乳牙生长的问题需要到医院就诊，为了方便就诊时与医生进行交流，家长可以提前准备好以下的信息，以便高效地提供给就诊医师所关注的内容。

家族史　宝宝父母小时候是否有出牙晚的情况，若有则需提供出牙的时间。

饮食情况　患儿是否有偏食的情况。

辅食添加情况　宝宝辅食添加的时间、辅食的种类及每次的进食量。

其他症状　宝宝有没有其他生长发育迟缓的表现，如头发稀细、黄枯，不能稳稳站立、囟门宽大难合等表现。

一、为什么有些宝宝的牙出得晚呢?

肾精亏虚　肾主骨生髓，具有促进骨骼生长发育和滋生骨髓、脑髓、脊髓的作用。如果先天胎禀不足，肾精亏虚，则骨髓生化乏源。"齿为骨之余"，牙齿的生长亦依赖肾中精气的充养。故肾精不足，牙齿不生而出牙晚。

脾胃虚弱　脾胃为后天之本，气血生化之源，小儿生长发育所需的营养全部依靠脾胃运化水谷精微与气血的供给。饮食失节、生活失宜或患有其他疾病而致脾胃损伤，会影响小儿正常生长发育，最终导致出牙晚的发生。

遗传因素　出牙的早晚跟遗传因素有一定的关系，如果父母小时候出牙比较晚，那么，他们孩子的出牙时间也会相对比较晚一些。除此之外，不同性别在出牙的时间上也是会有所差别的，男宝宝长牙的时间一般比女宝宝会稍晚一些。

早产原因　早产儿的出牙时间须先扣除早产时间，比如，宝宝早出生了 2 个月，那么，长出第 1 颗牙的时间就会比同龄孩子晚 2 个月。

营养状况　健康的牙齿与蛋白质、钙、磷、氟、维生素 A、维生素 C、维生素 D 等营养素密切相关。蛋白质摄入不足时，可造成牙齿萌出时间延迟，充足的钙、磷、氟有助于宝宝牙齿的钙化，充足的维生素不仅是孩子全身发育的所需，对牙齿的发育也极为重要。当宝宝饮食不均衡，体内缺少这些营养素时，也可造成宝宝出牙较晚。另外，严重营养不良的孩子，他们的生长发育较慢，出牙也会晚一些。

添加辅食的情况　在宝宝 4 个月之后，其实可以根据宝宝的实际情况开始添加辅食了。但有的宝爸宝妈觉得宝宝太小，不敢给宝宝尝试奶以外的食物，殊不知，这样有可能会使得牙龈缺乏有效的刺激，最终影响到宝宝牙齿的萌出。

疾病影响　当宝宝患有佝偻病或甲状腺功能减退时，也可造成其迟迟不出牙。因此，如果宝宝超过 1 周岁还没萌出第 1 颗牙齿时，也需要考虑是否为佝偻病或内分泌异常所致。但出牙晚是否由疾病因素所致，需要交给专业的医生去判断。

造成宝宝出牙晚的原因是多方面的，家长在宝宝迟迟不出牙时，不能凭感觉就认为是缺钙而擅自给宝宝补钙，建议交给专业的医生去判断，并在医生的指导下进行治疗，以达到出牙的目的。

二、宝宝出牙会有哪些表现？

吮手指和咬乳头　出牙期的宝宝会因为牙床不舒服而喜欢咬东西。一般表现为爱咬乳头、奶嘴及自己的手指。这是由于牙齿萌出时，刺激牙龈充血、水肿，宝宝牙床发痒等不适感所致，而通过咬乳头、吮手指可以解除发痒的不适感。此时期，可给宝宝清洁纱布、橡皮圆棒玩具或较硬食品，让宝宝咬这些东西以解除牙床发痒的不适感。

口水增多　出牙的时候，宝宝的口水会明显增多。宝宝刚开始唾液腺不发达，口水量少。到了 6～7 个月开始出牙时，由于牙齿的萌出使牙床发痒，唾液分泌量显著增加，所以孩子出牙时口水量多。由于婴儿口腔深度不够，神经系统发育和吞咽反射差，控制唾液在口腔内流量的功能差，所以常常流口水。这种情况应及时擦干，保持下唇皮肤干燥、清洁。随年龄增大和牙齿萌出，流口水现象将逐渐消失。

牙龈血肿　如果宝宝牙龈位置有血肿情况的话，可能是宝宝要出牙了。这些血肿位置主要出现在即将萌出牙的切缘或粉面处，表面蓝紫色，血肿范围大小不等。血肿是由于在牙萌出过程中，牙齿穿破牙囊在龈下聚积血液所致，外表似一小血肿，称萌牙血肿。一般无自觉症状，无须特殊治疗，其可自行吸收。

睡觉不安稳　出牙期间会让宝宝觉得不舒服，因此，经常会爱哭闹，变得比较暴躁。尤其是越接近出牙，这种症状越明显。晚上睡觉的时候，宝宝也会睡不安稳，可能经常会半夜醒来。

三、小儿出牙晚如何治疗？

1. 中药治疗

根据宝宝的症状不同，小儿出牙晚大体可分为 2 种主要的类型，具体药物配伍及用量仍需专科医生开具。

肾精亏虚　小儿多发育缓慢，囟门宽大难以闭合，眼睛无神，坐起、站立、行走、出牙等明显迟于正常同龄小儿，还会有筋骨痿软，舌淡苔少，脉沉细无力。治疗多以补肾精，强筋骨为主，常用补肾健骨类的中药。

脾胃虚弱　小儿多面色萎黄，精神倦怠，不爱说话，神情呆钝，头发稀疏萎黄，不爱吃饭，舌质色淡，脉细弱。治疗上多以补气健脾为主，常用益气健脾类的中药。

2. 中医艾灸

取关元、肾俞、足三里、脾俞、气海 5 个穴位。患儿取仰卧位或侧卧位，点燃艾条，采用悬起温和灸，距离皮肤 2～3

厘米，以不灼伤皮肤为度。

注意事项：操作时需及时调节施灸的距离，防止烫伤。施灸后局部皮肤出现微红灼热属于正常现象，无须处理。艾灸过程中注意保持非灸疗部位皮肤适当温度，防止受凉。

3. 中医捏脊疗法

患儿俯卧，施者双手两指同时提捏患儿腰骶处皮肤及皮下组织，拇指端向前按，双手交替用力，自下而上、一紧一松、缓慢捻动向前，至大椎穴处止，如此反复 3～5 次。手法宜先轻后重再放松，一次推拿 15～30 分钟。在 2 次捏脊间隔中，手掌逆时针按揉脾俞、胃俞、肾俞 9 次。每天 1 次，每次 15～30 分钟，每周 5 天，1 个月为 1 疗程。

注意事项：捏脊时室内温度要适宜，冬季需预防感冒，并注意卫生，防止交叉感染。

四、如何让牙齿如期而至？

适量补钙和维生素 D 牙齿发育从妈妈肚子里就开始了，妈妈们从妊娠第 4 个月开始就应该注意补钙。孩子出生后，也应该同时注意母亲和婴儿对钙和维生素 D 的摄入，经常让孩子户外活动、多晒太阳。

做宝宝的保健工作 避免宝宝因为发热性疾病（如麻疹、猩红热、肺炎等）影响牙齿的钙化。

保持口腔卫生 宝宝从小就要清洁口腔，例如，用消过

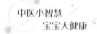
毒的干净纱布蘸淡盐水，轻擦宝宝的口腔牙床。

均衡饮食 平时宝爸宝妈要注意给宝宝补充丰富的营养素，以保证宝宝乳牙的正常生长。

合理添加辅食 当宝宝长到 4 个月之后，宝爸宝妈就可以开始给宝宝添加辅食了。刚开始添加辅食时，应首选含有多种维生素和矿物质的营养米粉，后期可以慢慢开始添加蔬菜泥、水果泥，如土豆泥、苹果泥等。当宝宝长到 6～7 个月大的时候，唾液中的淀粉酶功能已基本趋于完善，这时就可以给宝宝吃一些磨牙饼干等淀粉类食物。刚开始时，宝宝可能只是用唾液把食物泡软，等食物变成泥状时再咽下去。慢慢地，宝宝就会学着用牙龈将食物磨碎，并慢慢学会咀嚼东西，而这些动作能促进宝宝颌骨和牙床的发育，还有利于乳牙萌出。

◎ 调理食谱

山药糯米粥 山药 15 克，糯米 50 克，红糖适量。把山药去皮，洗净备用。糯米洗净，沥干，略炒，与山药共煮粥。粥将熟时，加入红糖，再稍煮即可。

黑芝麻糊 黑芝麻、黑豆、核桃仁、腰果等量，白糖适量。将黑芝麻、黑豆各炒熟研末，核桃仁、腰果炒熟后研磨成粉，加入白糖混合，开水冲服。

猪蹄筋汤 猪蹄筋 50 克，杜仲、怀牛膝、桑寄生各 5 克。

先将猪蹄筋用清水浸一夜，翌日用开水浸泡 1 小时，再用清
水洗净，与各药一起放入砂锅内，加入清水，熬成半碗，去
药渣，饮汤吃筋。

为"小胖墩"减肥不能影响发育

3岁的东东到了上幼儿园的年龄,因为长得肉墩墩,胖乎乎的,其他小朋友给他起了个外号"小胖墩",弄得东东现在对上幼儿园很是抵触,他的父母也很有压力。

◎ **医学加油站**

小儿肥胖 我们平时说的"小胖墩"多指小儿肥胖,医学上通常以超过同年龄、同身高儿童的正常体重的20%者称为小儿肥胖症。目前我国儿童的标准体重的简单公式计算是:年龄 ×2+8,超过标准体重的10%为超重,超过20%者可视为肥胖。

我国儿童不同年龄组的身高、体重如表 4-1 所示。

表 4-1　儿童正常的身高和体重

年龄组	男孩		女孩	
	体重 /kg	身高 /cm	体重 /kg	身高 /cm
初生	2.9～3.8	48.2～52.8	2.7～3.6	47.7～52.0

续表

年龄组	男孩		女孩	
	体重 /kg	身高 /cm	体重 /kg	身高 /cm
1 个月	3.6 ～ 5.0	52.1 ～ 57.0	3.4 ～ 4.5	51.2 ～ 55.8
2 个月	4.3 ～ 6.0	55.5 ～ 60.7	4.0 ～ 5.4	54.4 ～ 59.2
3 个月	5.0 ～ 6.9	58.5 ～ 63.7	4.7 ～ 6.2	57.1 ～ 59.5
4 个月	5.7 ～ 7.6	61.0 ～ 66.4	5.3 ～ 6.9	59.4 ～ 64.5
5 个月	6.3 ～ 8.2	63.2 ～ 68.6	5.8 ～ 7.5	61.5 ～ 66.7
6 个月	6.9 ～ 8.8	65.1 ～ 70.5	6.3 ～ 8.1	63.3 ～ 68.6
8 个月	7.8 ～ 9.8	68.3 ～ 73.6	7.2 ～ 9.1	66.4 ～ 71.8
10 个月	8.6 ～ 10.6	71.0 ～ 76.3	7.9 ～ 9.9	69.0 ～ 74.5
12 个月	9.1 ～ 11.3	73.4 ～ 78.8	8.5 ～ 10.6	71.5 ～ 77.1
15 个月	9.8 ～ 12.0	76.6 ～ 82.3	9.1 ～ 11.3	74.8 ～ 80.7
18 个月	10.3 ～ 12.7	79.4 ～ 85.4	9.7 ～ 12.0	77.9 ～ 84.0
21 个月	10.8 ～ 13.3	81.9 ～ 88.4	10.2 ～ 12.6	80.6 ～ 87.0
2.0 岁	11.2 ～ 14.0	84.3 ～ 91.0	10.6 ～ 13.2	83.3 ～ 89.8
2.5 岁	12.1 ～ 15.3	88.9 ～ 95.8	11.7 ～ 14.7	87.9 ～ 94.7
3.0 岁	13.0 ～ 16.4	91.1 ～ 98.7	12.6 ～ 16.1	90.2 ～ 98.1
3.5 岁	13.9 ～ 17.6	95.3 ～ 103.1	13.5 ～ 17.2	94.0 ～ 101.8
4.0 岁	14.8 ～ 18.7	98.7 ～ 107.2	14.3 ～ 18.3	97.6 ～ 105.7
4.5 岁	15.7 ～ 19.9	102.1 ～ 111.0	15.0 ～ 19.4	100.9 ～ 109.3

年龄组	男孩		女孩	
	体重 /kg	身高 /cm	体重 /kg	身高 /cm
5.0 岁	16.6 ～ 21.1	105.3 ～ 114.5	15.7 ～ 20.4	104.0 ～ 112.8
5.5 岁	17.4 ～ 22.3	108.4 ～ 117.8	16.5 ～ 21.6	106.9 ～ 116.2
6.0 岁	18.4 ～ 23.6	111.2 ～ 121.0	17.3 ～ 22.9	109.7 ～ 119.6
7.0 岁	20.2 ～ 26.5	116.6 ～ 126.8	19.1 ～ 26.0	115.1 ～ 126.2
8.0 岁	22.2 ～ 30.0	121.6 ～ 132.2	21.4 ～ 30.2	120.4 ～ 132.4
9.0 岁	24.3 ～ 34.0	126.5 ～ 137.8	24.1 ～ 35.3	125.7 ～ 138.7
10.0 岁	26.8 ～ 38.7	131.4 ～ 143.6	27.2 ～ 40.9	131.5 ～ 145.1

一、宝宝为什么会出现肥胖?

摄入过多　摄入的营养素超过机体最大消耗和代谢需要, 多余的能量便转化为脂肪贮存于体内, 引起肥胖。

活动过少　长期缺乏适当的活动和体育锻炼, 安逸的生活习惯, 即使摄食不多, 因能量消耗过少, 也可引起肥胖。

遗传因素　遗传因素在肥胖的发生中起着重要作用, 小儿肥胖与多基因遗传有关。体脂及其分布的遗传度较高, 基础代谢率、能量消耗等也有很强的遗传倾向。父母皆肥胖或一方肥胖的后代比双亲正常的后代肥胖率高。

其他　进食过快, 饱食中枢和饥饿中枢调节失衡以致多食；精神创伤及心理异常等因素亦可致儿童过量进食。

二、小儿肥胖会有哪些隐患？

随着生活水平的提高，许多家长认为孩子胃口越好越健康，因此，总是让孩子多吃，生怕饿着，待肥胖出现、体重超标时已经晚了，以致肥胖儿童越来越多。肥胖付出的代价是健康，且随年龄增长，隐患逐渐明显。常见的隐患有：

心血管疾病　肥胖孩子成年后更易发生高血压、高血脂、冠心病。近些年来，心血管疾病在青壮年，尤其是胖人中屡屡发生，且年龄越来越小。

脂肪肝　据近几年调查，脂肪肝在肥胖孩子中已有为数不少的病例，脂肪肝的发展又极易导致肝炎、肝硬化。

内分泌紊乱　最新的研究提示，肥胖影响儿童性发育，尤其是男孩子会发生雌性激素分泌较多，可能会导致成年后性功能低下。

心理障碍　由于肥胖导致行动迟缓、反应慢，因而肥胖孩子常受到周围大人或孩子的嘲笑，长此以往会使孩子产生自卑心理，这对孩子的成长及一生的发展都有不利影响。

三、小儿肥胖的认识误区

1. 肥胖都是遗传惹的祸

如果细心观察，经常会发现有些家庭中，所有家庭成员都很胖，这是不是遗传？不全是。"家庭聚集性"起着很大的作用，因为一个家庭的生活方式一样，所以同一个家庭内的成员都容易变胖。虽然遗传基因对儿童肥胖有很大的影响，但目前全球儿童肥胖率的迅速增长无法单用遗传因素解释，家庭环境、社会环境、饮食行为等都对儿童肥胖有一定的影响。

2. 随着年龄和运动量的增大，胖宝宝自然会变瘦

我们都知道，多运动可以减肥，于是，很多人便觉得宝宝随着年龄的增长，运动量越来越大，自然就会瘦下来了。实际上，成年后的所谓的大运动量与宝宝儿童期的运动量在生理意义上是没有太大差别的。成年人和儿童的身体素质、体能不同，两者的运动量大小的比较不能用同一标准去衡量。

3. 突然采用饥饿疗法

儿童是一个生长发育的个体，过度节食会妨碍儿童的生长。

4. 无限增大运动量

运动是宝宝减重的一个重要方法，但注意要适量，循序渐进，不要求之过急。如果宝宝运动后持续疲惫不堪、心慌气促、头晕、恶心等，要注意这可能是运动过量了。

5. 控制体重时轻时重

体重反复、迅速的变化对血管造成的损害比肥胖更严重。

四、小儿肥胖该如何治疗呢？

小儿肥胖的治疗原则是使体脂减少，使其接近理想状态，同时又不影响儿童身体健康及生长发育。饮食疗法和运动疗法是两项日常最主要的措施。中医中药对儿童肥胖的治疗也有独特的优势。

1. 饮食疗法

规律的饮食习惯 《幼科心法要诀》中提到"乳贵有时，食贵有节"，是说小儿吃饭要定时定量，要有良好的饮食习惯，如杜绝晚餐过饱、吃夜宵、吃零食、进食太快的习惯，少吃煎、炸、快餐等高热量食品，避免久坐等。这对肥胖宝宝减重也很重要。

合理的膳食搭配 由于儿童正处于生长发育的关键时期及治疗的长期性，食物提供的能量应低于机体的能量消耗，又必须能满足基本的营养和能量需要，故应施以低脂肪、低碳水化合物和高蛋白膳食方案。

减少高热量食物的摄入 多数肥胖儿童喜欢吃一些高热量的食物，如油炸食品、加工肉食品、饼干、方便面、膨化食品等，把这些当作零食，吃了零食就不吃饭。还有些挑食的宝宝喜欢吃肉类、油炸类等高热量食物，不爱吃水果、蔬菜，这既容易使宝宝变胖，又影响宝宝的健康发育，《景岳全书·小儿则》中也提出："小儿饮食有任意偏爱者，无不致病，所谓爽口食多终作疾也，极宜慎之。"可见挑食还是会引起疾病的。

控制饮食总量 儿童单纯性肥胖的主要诱因是多食，多食导致摄入能量超过消耗能量，剩余的热量转化为脂肪积聚于体内。因此，肥胖宝宝要适度饮食，注意控制饮食总量。

2. 运动疗法

单纯控制饮食不易控制体重。适量运动能促使脂肪分解，减少胰岛素分泌和脂肪合成，加强蛋白质合成，促进肌肉发育。应鼓励儿童多参加活动，但要避免剧烈运动激增食欲。可选择既有效又易于坚持的运动，如慢跑、做操、跳绳等，活动量以运动后轻松愉快，不感到疲劳为原则。

3. 中药治疗

小儿肥胖分型不一，本书主要分为 5 种主要的类型，具体药物配伍及用量仍需专科医生开具。

痰湿内盛 多表现为形体肥胖，自觉身体沉重，疲惫乏力，爱睡觉，腹胀，头晕恶心，胸闷痰多，舌质淡胖，舌苔白腻水滑，脉滑。治疗上多以燥湿化痰，理气化浊为主。常用燥湿理气类的中药。

胃热湿阻 多为形体肥胖，腹部胀满，食欲很好，饮食量多，饭后不久就会有饥饿感，不爱活动，口臭，面红，口苦，舌质红，苔腻微黄，脉滑数或弦滑。治疗上以清胃泄热，除湿消肿为主。常用清热燥湿类中药。

脾肾阳虚 多表现为形体肥胖，大便不成形，腰酸膝冷，身体浮肿，舌质淡或舌胖，苔薄白，脉缓或迟。治疗多以温补脾肾为主。常用健脾益肾类中药。

肠燥津亏 多表现为大便干，便秘，甚至数日一行，口臭，头晕，面红身热，舌红少津，苔黄燥，脉细涩。治疗上以滋阴增液，泄热通便为主。常用滋阴清热类中药。

肺脾气虚 多表现为咳嗽，痰多而稀白，腹胀，乏力，大便溏，舌淡苔白，脉弱。治疗上以健脾益气，和胃理气为主。常用理气健脾类中药。

4. 耳穴贴压法

取脾、肺穴位，备用穴为神门、交感。耳穴按常规消毒，王不留行籽高压灭菌，阴干，用胶布贴压所选耳穴上，并予以按压。宝爸宝妈们每餐饭前代为按压穴位，按压时局部以有痛感为佳。由于每位宝宝的体质不同，肥胖程度各异，具体的按压时间、疗程等还需听取专业医生的建议。

5. 中医艾灸

取阳池、三焦俞穴。用隔姜灸法，艾炷高1厘米，炷直径0.8厘米，鲜姜片厚2厘米，每次灸20分钟，每天1次，1个月为1个疗程。儿童皮肤对温热、疼痛感觉的敏感度较差，加上小孩好动，不能配合，故在施灸时要格外小心，大人要将自己的手放在小孩施灸部位，以感知小孩灸温的强弱，谨防烫伤。宝宝肥胖的原因不尽相同，体质各异，不是每位宝宝都适合艾灸疗法，如宝宝正处于发热期间就不适合艾灸。宝爸宝妈们如果想通过艾灸让宝宝减重，应用前需听取专业医生的建议，还要了解艾灸的注意事项。

五、让胖宝宝减减肥

孕期　防治小儿肥胖，母亲是关键。母亲怀孕期间应培养良好膳食习惯，以减少肥胖儿的出生。

母乳喂养　鼓励母乳喂养，防止过早采用淀粉食物喂养婴儿，儿童应平衡膳食，定期检测小儿生长发育状况，发现问题及时纠正。

运动　鼓励小儿多运动。

改善饮食习惯　家长不要经常指责患儿的进食习惯，以免发生抵抗心理。安全合理地引导儿童向好的饮食习惯者学习。

健康饮食　饮食宜低脂、低糖、低热量食物为主，多食蔬菜，适量增加麦麸等粗纤维食物。尽量减少零食摄入。

鼓励运动　鼓励宝宝多运动，像晨跑、做操、散步等。注意运动量要适宜，要循序渐进，贵在坚持。

◎　**调理食谱**

肥胖宝宝可以配合以下食谱，辅助减重。宝宝体质不同，有效的饮食物有所不同，需要家长耐心寻找适合自己宝宝的食谱。

茯苓薏米粥　取茯苓粉 15 克、薏苡仁 50 克、粳米 100 克。加适量水，在大火上煮沸，然后用小火煨熬煮烂，加少量白糖即成。每日早晚食用。

冬瓜粳米粥　冬瓜 20 克、粳米 50 克。用冬瓜煎水去渣，再将粳米放入煮粥。每日早晚食用，淡食，不要加盐。

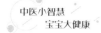

 消瘦宝宝的"十全大补"法

　　周周今年已经 3 岁了，爷爷经常带着他去附近的公园和别的小朋友一起玩。但在众多的小孩儿中，周周显得特别消瘦和单薄，但是他的父母说他平时吃饭也很多，食欲还很好，就是胖不起来，这究竟是怎么回事呢？

◎ **医学加油站**

　　消瘦　宝宝多是因为喂养不当或受疾病影响，导致脾胃的运化功能不佳，以致化生无力，或直接耗伤气液，不能满足小儿机体正常生长发育。消瘦宝宝也不全是病态的，有些受遗传等因素的影响，虽表现出很消瘦，但饮食和身体机能是正常的，这就无须治疗。而有些是由于各种原因所致能量或蛋白质缺乏的一种营养缺乏症，常伴有各种器官功能紊乱和其他营养素缺乏，出现蛋白质—能量营养不良，这种是需要积极就医诊治的。

　　为了方便就诊时与接诊医生进行交流，患儿家长们还需要按照如下的条目简单、高效地给出医生所关注的信息。

饮食情况 平时饭量及饮食结构，是否存在明显厌食、偏食的情况。

脾胃功能 是否存在大便干稀不调，或脘腹膨胀等明显脾胃功能失调的症状。

体重值及消瘦表现 目前宝宝体重的具体数值，除了单纯的体重低以外，是否存在毛发稀疏、枯黄、面色萎黄无华，甚至有青筋暴露等伴随表现。

精神表现情况 是否存在精神不振或烦躁易怒，哭闹不安，睡眠不宁，或揉眉挖鼻，咬指磨牙等表现。

喂养及疾病史 宝宝是母乳还是奶粉喂养，喂养的持续时间。有无喂养不当或病后失调及长期消瘦病史。

一、宝宝为什么会出现消瘦的情况？

禀赋不足 先天禀赋不足，真元怯弱，导致脾胃功能薄弱，无力运化水谷精微，或因早产而致先天肾气亏虚。肾为先天之本，脾为后天之本，肾虚失于温煦，脾虚失于健运，导致精血不足，出现消瘦的表现。

喂养不当，营养失衡 小儿的正常生长发育，有赖于合理的喂养。若因母乳不足，或过早断乳，未能及时给予辅食，导致脾胃生化乏源，日久之后津液亏虚，导致形体非常消瘦。喂养不当的另一个原因，是由于父母过于溺爱，缺乏一般喂养知识，如食物品种的单调，喂食高营养的滋补食品，或养成了小儿偏食的不良习惯，导致胃不受纳，脾失健运，最终导致形体日渐消瘦。

久病失养 小儿长期吐泻或慢性腹泻，以及病后失于调养，损伤脾胃，气血生化不足，导致消瘦的出现。

二、小儿消瘦如何治疗？

1. 中药治疗

根据宝宝的症状不同，小儿消瘦大体可分为 4 种主要的类型，具体药物配伍及用量仍需专科医生开具。

脾胃虚弱 主要表现为形体消瘦，食欲不振，困倦嗜睡，面色苍白，毛发稀疏，唇淡甲白，大便溏稀，舌淡苔白。治疗以益气健脾为主，常用补气健脾类的中药。

心脾两虚 主要表现为形体消瘦，面色萎黄或苍白，唇淡甲白，头发稀疏，时有头晕目眩，心慌心悸，夜眠欠安，语声低微，气短懒言，倦怠乏力，食欲不振，舌淡苔白。治疗上以补脾养心，益气生血为主，常用补益心脾类的中药。

肝肾阴虚 主要表现为形体消瘦，面色苍白，指甲色白，发育迟缓，头晕目涩，两颧潮红，潮热盗汗，毛发枯黄，舌红，苔少或光剥。治疗上以滋养肝肾，益精生血为主，常用补益肝肾类的中药。

脾肾阳虚 形体消瘦，面色晄白，指甲色白，精神萎靡不振，食欲差，大便溏泻或含有未消化的食物，发育迟缓，毛发稀疏，四肢不温，舌淡苔白。治疗上以温补脾肾，滋阴养血为主。常用滋阴补血类的中药。

2. 中医艾灸

取足三里、脾俞、中脘、天枢、四缝穴。患儿取仰卧位或侧卧位，点燃艾条，采用悬起温和灸，以灸区皮肤红润为度，每次灸 10 分钟，每天 1 次，5 天为 1 个疗程。

注意事项：施灸后局部皮肤出现微红灼热属于正常现象，无须处理。艾灸过程中注意保持非灸疗部位皮肤的适当温度，防止受凉。

3. 敷贴疗法

药物组成：桃仁 11 粒，杏仁 9 枚，生山栀 11 枚，红枣 7 个，芒硝 10 克，葱白头 7 根。以上药材全部捣碎，加适量白酒将其调成糊状，敷于脐中，外用纱布覆盖后以胶布固定，6 小时后取下即可。

4. 捏脊疗法

捏脊的部位为脊背的正中线，从尾骨部起至第 7 颈椎。即沿着督脉的循行路线，从长强穴直至大椎穴。两手沿脊柱两旁，由下而上向前连续地捻动肌肤。自腰骶部开始，一直捻到项枕部为止。重复 1 遍后，再按揉肾俞穴 1 次。每天捏脊 1 次，6 次为 1 个疗程。

三、让瘦宝宝壮起来

母乳喂养 提倡母乳喂养，乳食定时定量，按时按序添加辅食，供给多种营养物质，以满足小儿生长发育的需要。

增加外出 合理安排小儿生活起居，保证充足的睡眠时间，经常户外活动，呼吸新鲜的空气，多晒太阳，增强体质。

纠正不良饮食习惯 纠正饮食偏嗜、过食肥甘滋补、贪食零食、饥饱无常等不良饮食习惯。

查病因 发现体重明显减轻，食欲减退时，要尽快查明原因，及时加以治疗。

加强饮食调护 食物要富含营养，易于消化，添加食物不可过急过快，应由少及多，由稀至稠，由单一到多种，循序渐进。

此外，还要保证室内温度适宜，光线充足，空气新鲜；宝宝衣着要柔软，注意保温，防止交叉感染；定期测量宝宝的身高、体重，及时了解和分析病情。

◎ 调理食谱

肥儿山药糕 炒白术、党参、山药、薏米、茯苓、莲子各 500 克，炒陈皮 200 克，炒扁豆、炒粳米、炒糯米各 600 克，糖 100 克，以上药材打成粉，做成年糕食用。每天 3 次，每次约 50 克。婴幼儿可用开水调成糊服用，并根据实际情况自定食用量。此方适用于形体消瘦并伴有脾胃功能虚弱的宝宝。

茯苓糕　茯苓、莲子、黑芝麻各 100 克，肉桂 50 克，白糖 20 克，共研成细末，再加白糖调匀后上蒸笼，开锅后小火蒸约 30 分钟，取出切为小方块的年糕，每天食用 20 克。此方适用于形体消瘦并伴有脾肾阳虚的宝宝。

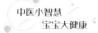

 爱出汗，用食疗试试

日常生活中，我们可以看到很多儿童比成人容易出汗。有些孩子运动后就大汗淋漓，特别是头部汗涔涔，俗称"蒸笼头"。还有一部分孩子手心汗多，摸之觉得有潮热的感觉。更有些孩子汗出以颈部、背部为主，晚上或白天汗出后身上凉凉的，有时会有怕冷易感冒。针对种种汗出表现，年轻妈妈们往往一筹莫展。

◎ **医学加油站**

出汗多 出汗多分为生理性和病理性两种情况，但大部分都属于前者。病理性的出汗多中医称为汗证，是指小儿在安静状态下，正常环境中，全身或局部出汗过多，甚至大汗淋漓的一种病症，多发生于5岁以内的小儿。

小儿时期由于生机蓬勃、代谢旺盛、活泼多动，腠理疏松，出汗常比成人多（新生儿期例外）。尤其婴幼儿皮肤含水量较多，微血管分布较多，由皮肤蒸发的水分也较多，特别是额头汗较多，在入睡时常微微出汗是正常现象。

如果想就医时，各位宝爸宝妈需要按照如下的条目与
接诊医生进行交流，以便简单、高效地给出医生所关注的
信息。

多汗出现的时间　宝宝是在白天还是晚上出汗，还是不
分昼夜出汗。饮食和做些特定动作是否有影响，若有，请具
体指出。

伴随症状　在出汗多的同时是否伴随其他症状，如枕秃、
方额头等骨骼改变，或低热、食欲减退、消瘦等，或口唇、
指甲床发紫等症状。

多汗的部位　宝宝出汗的部位可能对疾病的诊断有一定
的指导作用，如全身性多汗，或身体的一侧多汗，或头部多
汗等。

一、宝宝为什么会出汗多？

1. 生理性多汗

身体发育未成熟　孩子的自主神经还没有发育成熟，控
制出汗的能力还不完善。穿 / 盖过多、外界气温升高、受到
惊吓等，使他们更容易对刺激做出反应，也就更爱出汗。

新陈代谢快　孩子皮肤含水量高，加之新陈代谢快，会
导致孩子更爱出汗。

活动量大　孩子的小手小脚几乎一直在动，活动量大也
会导致孩子爱出汗。

遗传因素及个体差异　有的孩子特别爱出汗，可能与遗传和个体差异这两个因素有关系。

2. 病理性多汗

佝偻病　1岁以下的婴儿多汗，若缺少户外活动不晒太阳，没有及时添加维生素D，会导致出汗多。此种情况下，父母还应关注是否有佝偻病的其他表现，如夜间哭闹、经常烦躁不安、易惊、方颅（前额部突起，头型呈方盒状）、前囟门大且闭合晚等表现。

结核病　宝宝往往不仅前半夜汗多，后半夜（天亮之前）也多汗，称之为"盗汗"。同时有胃纳欠佳、午后低热、面孔潮红、消瘦，有的出现咳嗽、肝脾肿大、淋巴结肿大等表现。往往有结核接触史，请注意家中老人、自己或伴侣、保姆是否患有结核病。

低血糖　往往见于夏季天热，宝宝出汗多，不想吃晚饭或晚饭食入较少，清晨醒来精神萎靡。患儿表现为难过不安、面色苍白、出冷汗，甚至大汗淋漓、四肢发冷等。

其他感染性疾病　这些小儿可同时伴有其他的临床表现，如伤寒、败血症、类风湿病、结缔组织病、红斑狼疮或血液病等相关疾病。

二、小儿出汗多如何治疗?

1. 中药治疗

根据宝宝的症状不同,出汗多大体可分为 5 种主要的类型,具体药物配伍及用量仍需专科医生开具。

肺卫不固　多以自汗为主,或伴盗汗,以头部、肩背部汗出明显,活动后出汗加重,神疲乏力,面无光泽,平时易患感冒,舌质淡,苔薄白,脉细弱。治疗多以益气固表为主,常用固表止汗类中药。

营卫失调　多以自汗为主,或伴盗汗,汗出遍身而不温,畏寒恶风,不发热,或伴有低热,精神疲倦,舌质淡红,苔薄白,脉缓。治疗上以调和营卫为主,常用解表和里类中药。

阴虚火旺　多以盗汗为主,头身汗出较多,甚则淋漓不止,形体消瘦,口渴颧红,烦躁易怒,夜寐不宁,唇燥口干,便秘尿赤,舌尖红起刺,苔少、光剥苔,脉细数。治疗以滋阴降火为主,常用滋阴清火类中药。

气阴亏虚　以盗汗为主,也常伴自汗,形体消瘦,汗出较多,神萎不振,心烦,夜眠少,夜间汗多,或伴低热,口干,手脚心热,哭声无力,舌质淡,苔少或见剥苔,脉细弱或细数。治疗以益气养阴为主,常用益气滋阴类的中药。

湿热迫蒸　多为自汗或盗汗,以头部或四肢汗出为多,汗出肤热,汗渍色黄,口臭,口渴不微饮,小便色黄,舌质红，苔黄腻，脉滑数。治疗上以清热泻脾为主，常用清湿热类的中药。

2. 中药敷贴

五倍子、五味子、煅龙骨、煅牡蛎等量，打成细末混合均匀，每次取药粉 6 克，用醋调成糊状。取神阙穴，用棉签蘸取温开水清洁穴位及其周围皮肤，将调好的药糊涂敷于穴位，外用塑料保鲜薄膜覆盖，并用胶布固定。每天 1 次，7 天为 1 个疗程。每次敷贴前均应使用干净毛巾或纸巾擦干皮肤，让局部皮肤没有汗渍。汗证小儿由于出汗较多，敷贴时间宜适当缩短，换药频率宜增加。有严重湿疹者要慎用此法，敷贴部位皮肤有皮疹、破损、溃疡等忌用此法。

3. 中医艾灸

患儿取仰卧位，选取涌泉、神阙穴，将适量艾绒放入艾灸盒并点燃，再将艾灸盒放于穴位处固定，时间 5～10 分钟，以皮肤微微发红为度。每天 1 次，10 天为 1 个疗程。

施灸时注意避免烫伤。施灸后，局部皮肤出现微红，属正常现象，无须处理。如因施灸过量，局部出现小水疱，只要不擦破，可任其吸收；若水疱较大，可用消毒毫针刺破水疱，放出水液，再涂以消炎药膏，并敷消毒纱布保护。

三、家长要注意的生活细节

1. 增强体质，适度体育锻炼及户外活动，要有充足的日照，以增强小儿体质。

2. 注意病后护理，避免复感外邪。

3. 做好预防接种。

4. 积极防治各种急、慢性疾病。

5. 患病期间减少剧烈活动。

6. 注意个人卫生，勤换衣被，保持皮肤清洁和干燥，拭汗用柔软干毛巾或纱布，勿用湿冷毛巾，以免受凉。

7. 汗出过多致津伤气耗者，应补充水分和容易消化、营养丰富的食物。勿食辛辣、煎炸、肥甘厚味之品，慎用或忌用辛散之物。

8. 室内温度、湿度要调节适宜。

◎ 调理食谱

太子参药粥 太子参 10 克、茯苓 10 克、浮小麦 15 克、生姜 3 克、粳米 50 克、鸡蛋 1 枚、盐少许。先将太子参、茯苓、浮小麦、生姜用水煎取汤汁，去渣后加入粳米煮粥。粥快熟时加入鸡蛋清及盐，搅均匀。适用于出汗多，同时伴有神疲乏力、面色苍白等症状的患儿。

三宝鸡子黄粥 淮山药 15 克、生薏苡仁 30 克、芡实 15 克、熟鸡子黄 1 枚。将山药、薏苡仁、芡实研末和糯米一起煮粥，待粥快熟时放入鸡子黄，调匀。每天 1 次，一次吃完。适用于出汗多，同时伴有脾胃虚弱等症状的患儿。

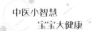
 # "多动症"的治疗，家长要有耐心

东东是个活泼好动的小朋友，今年上小学一年级，开学两周的时候就被老师告知家长：孩子上课不专心，动来动去。更糟糕的是，因为和同学争吵，咬了同学一口。现在东东的父母一看到老师打电话来，就心跳加速。

◎ 医学加油站

多动症 全称叫作注意缺陷多动障碍（ADHD），是儿童时期最常见的一种心理行为疾病。以注意力涣散、活动过多、情绪不稳、冲动任性、自我控制力差，并有不同程度的学习困难，但智力正常或基本正常为主要临床特征。

多动症好发的年龄为 6 ～ 14 岁，学龄期儿童发病率为 1.5% ～ 12%，男孩多于女孩。多动症在婴幼儿期常常已经有所表现，如果能早期发现，进行早期干预，有助于减少或减轻多动症的发生。

为了方便就诊时与接诊医生进行交流，患儿家长们还需要按照如下的条目简单、高效地给出医生所关注的信息。

患儿病史　出生时是否有难产、窒息、颅内出血的情况，出生后是否患过脑炎、脑膜炎等疾病。

注意力缺陷表现情况　患儿注意力是否有集中时间短暂、如上课时注意力不集中、对学习内容或老师提问茫然不知。

多动表现情况　如不分场合、无目的性地跑来跑去或爬上爬下，在静止游戏中尤为明显。

冲动表现情况　如对不愉快的刺激反应过度，容易兴奋和冲动，缺乏忍耐，不遵守纪律，甚至出现伤害他人的行为等。

一、宝宝为什么会出现多动症？

先天禀赋不足　父母体质较差，肾气不足，或者母孕期营养不良，或者罹患各种疾病，或者孕期接受过 X 线照射等，致使胎儿先天不足，肝肾亏虚，精血不充，脑髓失养，元神失藏。

气血瘀滞　早产、难产、胎儿宫内窒息、头部外伤、出生后颅脑外伤等造成脑损伤的因素均能导致患儿气血瘀滞，经脉流行不畅，心肝失养而神魂不宁。

后天护养不当　过食肥甘厚腻，酿生湿热，致脾失健运，聚湿成痰，痰热内蕴，痰火扰心，则出现多动不宁、心烦易怒、上课不集中等表现。或过食生冷，或病后失养，损伤脾胃，脾胃为气血生化之源，后天之本，脾胃受损，则气血生化无力，无以充养心神，则出现注意力涣散、多动不安等。

情绪意志失调 单亲家庭或父母患有精神病、酗酒、行为不端等；自幼未能养成良好的生活习惯，过于随心所欲，过于溺爱；管制严厉，对孩子过于苛求，使孩子长期处于紧张、压抑的环境中，都可能造成患儿心神不宁、冲动任性、性情执拗等。

值得注意的是，幼儿天性好动，妈妈不要把正常的活动看作是多动症，不要轻易和周围的人说孩子好动，好像是多动症，甚至带孩子去医院，当孩子面说出自己的怀疑。这样对孩子是不公平的，会给孩子带来心理上的负担和精神上的打击，使孩子产生自卑感。有一些孩子有多动的症状，其实也可能是某个阶段的表现，要适度地引导，不要过度地关注，过了这个时期就可能会消失了。如果有疑虑，要事先和医生沟通，然后带宝宝看医生。医生检查时，妈妈在一旁静静等待就可以了，不要把自己的怀疑说出来，更不能责备孩子。

二、宝宝患有多动症会有哪些危害？

个人的危害 轻者，学习上不专心，不主动，造成成绩下降，行为不能自控，不服管教，被人歧视；重者，成绩明显下降，不能跟班，需要特殊教育，难以读完小学、初中，甚至辍学。行为上总是惹是生非，干扰他人，随年龄的增长，受不良环境影响，易发生打架、斗殴、说谎、偷窃，甚至会走上犯罪道路。

家庭的危害 患儿成绩差，还厌学、逃学，家长常被老师指责，有些人难免会对孩子进行责骂、棍棒教育，这样极易造成亲子关系有冲突。有些家长望子成龙心切，每天督促、陪读，甚至高价请家庭教师，浪费大量的时间和金钱也无济于事，给家庭带来严重的经济负担和压力，内部矛盾增多。如果家长平时疏于教育子女，考试成绩单一拿回家，成绩不好就打骂，这种境遇无疑加剧了患儿精神上的痛苦和人格上的畸形，使之产生敌对、仇恨情绪，还会影响家庭和睦及夫妻的婚姻关系。

学校的危害 经常扰乱学校秩序、打架、斗殴，搞破坏，成绩低下，老师花费很多心血来教育也难以收效，严重影响课堂教学质量，影响师生关系。

社会的危害 "多动症"到青少年期，因自控能力差，受社会不良风气引诱易走上犯罪的道路；成年后仍无自控力，易冲动、好逸恶劳、屡教不改，犯罪的可能性极高，影响社会治安。

三、小儿多动症的治疗方法

1. 中药治疗

根据宝宝的症状不同，小儿多动症大体可分为3种主要的类型，具体药物配伍及用量仍需专科医生开具。

肝肾阴虚 多表现为多动难静，急躁易怒，冲动任性，难于自控，神思涣散，注意力不集中，难以静坐，或有记忆力欠佳、学习成绩低下，或有遗尿、腰酸乏力，或有五心烦热、盗汗、大便秘结，舌质红，舌苔薄。治疗上以滋养肝肾，平肝潜阳为主，常用补肾平肝类中药。

心脾两虚 多表现为神思涣散，注意力不能集中，神疲乏力，形体消瘦或虚胖，多动而不暴躁，言语冒失，做事有头无尾，睡眠不熟，记忆力差，伴自汗或盗汗，偏食纳少，面色无华，舌质淡，苔薄白。治疗上以养心安神，健脾益气为主，常用健脾养心类中药。

痰火内扰 主要表现为多动多语，烦躁不宁，冲动任性，难以制约，兴趣多变，注意力不集中，胸中烦热，纳少口苦，便秘尿赤，舌质红，苔黄腻。治疗上以清热泻火，化痰宁心为主，常用清热豁痰类药物。

2. 针灸疗法

主穴为内关、神门、百会、印堂、三阴交。随症配穴：肝肾阴虚者，加太溪、太冲；心脾两虚者，加心俞、脾俞；痰火内扰者，加丰隆。选择 1 寸毫针，进针以得气为度，三阴交采用补法，其余主穴平补平泻，太冲、丰隆取泻法。每周治疗 5 次，2 个月为 1 个疗程。婴幼儿选择点刺不留针，学龄期患儿针刺留针约 20 分钟。针刺治疗还是要带宝宝去医院，寻求专业医生的诊治。

3. 耳穴贴压法

取脑干、枕穴、神门 3 个穴位。将王不留行籽用胶布贴于一侧耳穴。按压刺激，每天不少于 3 次，每次 0.5 ～ 1 分钟。连续 5 天后换另一只耳朵，左右耳如此交替。20 天为 1 个疗程，休息 1 周再做 1 个疗程，重复治疗 1 ～ 6 个月。耳穴应每日定时按压刺激，但应注意避免压伤皮肤，宜左右耳穴交替按压。

四、家人如何对待多动症的宝宝?

1. 关心体谅患儿，对其行为及学习进行耐心地帮助与训练，要循序渐进，不责骂不体罚，稍有进步应给予表扬和鼓励。

2. 训练患儿有规律地生活，起床、吃饭、学习等都要形成规律，不要过于迁就。加强管理，及时疏导，防止攻击性、破坏性及危险性行为的发生。

3. 保证患儿营养，补充蛋白质、水果及新鲜蔬菜，避免食用有兴奋性和刺激性的饮料和食物，如碳酸饮料。

◎ **调理食谱**

多动症与患儿摄入的营养成分有关。如果能适当调整患儿的饮食，在一定程度上可以缓解症状。我建议平时可以给孩子适当摄入以下食物或营养:

海鱼　鱼类脂肪中含有大量不饱和脂肪酸，对脑细胞的发育有重要的作用,还可以改善脑功能,提高记忆力、判断力。

卵磷脂　平时给孩子多吃一些瘦肉、蕈类、豆制品等含卵磷脂多的食物,对改善记忆也有帮助。蛋黄、豆制品等食物对多动症儿童也是有益的。

微量元素　应多摄入富含铁和锌的食物,如动物肝脏、动物血,以及一些海产品(虾、牡蛎、海带等)。为了平衡膳食,每天还应食用新鲜蔬菜和水果。

中医也有一些调理食谱,对防治多动症有所帮助。

甘草麦粒大枣汤　取生甘草 10 克、小麦粒(去壳)60 克、大枣 60 克。煮汤饮服,每天 2 次。

莲子酸枣仁粳米粥　取莲子 50 克、酸枣仁 10 克,用纱布包酸枣仁,加粳米 150 克,煮粥至熟,去酸枣仁,加冰糖适量,分 3 次服之。

花蛤炒鸡心　鸡心 100 克、花蛤 100 克,葱花、姜末、盐、植物油、香油适量。将花蛤放入沸水中,煮至壳开后捞起,去壳后洗净备用。将鸡心剥除外层薄膜及血管,洗净后切片,入沸水中汆烫后捞出备用。炒锅加植物油烧热,爆香姜末,放入鸡心和花蛤翻炒。炒至菜熟时,加入盐和葱花,淋上香油即成。

"不长个儿",遗传因素占几成?

强强今年6岁,身高却只有98厘米,按照正常发育标准,强强应该至少要达到111厘米,现在已经明显低于正常值了。家人很着急,但强强父母也都是身材偏矮小那种。孩子个子矮难道是遗传引起的?今后注定就是小个子了?

◎ 医学加油站

生长迟缓 百姓口中的"不长个儿"在医学上称为生长迟缓,指身高低于同年龄、同性别参照人群值的均值减2个标准差。家长需要重视婴幼儿期的生长迟缓,如果得不到及时干预、治疗,到儿童期的结局是身材明显偏矮,甚至是矮小症。部分生长迟缓的儿童易产生焦虑、抑郁等情绪,存在不同程度的认知、社交能力等方面的问题,应引起家长及临床医生的关注。

为了方便就诊时与接诊医生进行交流,患儿家长们还需要按照如下的条目简单、高效地给出医生所关注的信息。

宝宝出生史 出生时的胎龄、分娩方式、出生时的身长和体重、出生时有无窒息、畸形等异常。

出生后喂养情况 宝宝是母乳还是奶粉喂养，以及具体的周期，饮食中是否存在偏食的情况。

家族史 宝宝的兄弟姐妹、父母及祖父母、外祖父母等家庭成员的身高情况，父母青春期时的发育情况。

一般情况 宝宝平时的生活环境、学习环境、饮食、睡眠、情绪等情况。

身高成长记录 尽可能收集患儿既往身高增长记录，绘制身高生长曲线。

一、宝宝为什么会出现生长迟缓？

父母遗传因素 宝宝的身高增长，遗传父母的因素各占35%，加在一块儿就是70%，如果父母个子偏矮，那么宝宝身高增长的空间相对就小一些。而剩下的30%的增长空间，就非常重要！

睡眠不够充足 宝宝生长发育与睡眠质量有非常大的关系。1岁之内，生长激素白天晚上都会分泌。宝宝1岁之后，生长激素主要集中在晚上9:00到凌晨1:00分泌。因此，如果宝宝睡眠质量不好，身高增长就会缓慢。我国有超过1/3的儿童存在睡眠不规律和不良就寝行为，主要与父母睡眠保健知识欠缺和未培养儿童良好睡眠习惯有关。

营养摄入不足 影响宝宝身高增长的主要营养素是：

钙、铁、镁。钙元素可以促进宝宝骨骼发育；铁是合成血红蛋白的原料，铁的缺乏可引起一系列新陈代谢障碍，影响儿童的生长发育，使儿童身高、体重增长缓慢，有时伴有智力发育迟缓；镁是骨骼矿化或健全有机骨板的重要基础，镁缺乏可导致骨生长停止，从而发生骨发育不良性疾病。

锌摄入不足 宝宝缺锌是造成生长迟缓的另一个主要原因，一旦缺锌了，自身免疫力就会下降。缺锌的宝宝主要表现为：生长发育缓慢，食欲减退，头发枯黄，皮肤黏膜发白，好动，指甲长倒刺，身高增长缓慢，以及智力发育迟缓等。

缺乏体育锻炼 平时活动量少，在户外晒太阳也不多，身体机能得不到锻炼，宝宝身高增长也缓慢。实际上，运动可刺激垂体分泌生长激素；跑跳等对膝关节有适宜刺激的运动可增加腿部长骨的血流供应，使骨骺内软骨细胞得到充足的营养供应而促进其增殖，从而促进身高增长。长跑、跳高、跳绳运动都非常好。

1岁之内的宝宝，生长发育非常快，宝宝出生第1年身高应该增长25厘米左右；宝宝出生第2年，身高增长应该达到12～15厘米；宝宝出生第3年，至少应该增长8厘米。

宝宝睡眠不好，常与维生素D缺乏有关，宝宝出生之后要及时补充维生素D，每天400国际单位，一直补充到宝宝 3 岁之后。

二、小儿生长迟缓的中药治疗

根据宝宝的症状不同，生长迟缓大体可分为 3 种主要的类型，具体药物配伍及用量仍需专科医生开具。

肝肾亏虚　多表现为发育缓慢，身材矮小，骨骼萎软，平素活动甚少，容易疲倦，肢体无力，睡眠不实，面色苍白，舌淡苔少。治疗以补益肝肾为主，常用补肾养肝类的中药。

脾胃虚弱　多表现为发育缓慢，形体瘦弱，面色萎黄，神疲乏力，自汗、活动时加剧，食欲不振，大便溏稀，易惊夜啼，舌质淡或有齿痕，苔白。治疗上以补气健脾为主，常用益气健脾类的中药。

心肾不足　多表现为发育缓慢，言语发育迟缓，精神呆滞，常伴有头发、牙齿等发育迟缓的症状，疲乏无力，大便秘结，舌淡苔薄。治疗上以补肾养心为主，常用补益心肾类的中药。

三、小儿生长迟缓的非药物治疗

捏脊　孩子俯卧，背部裸露。家长垂直提捏起宝宝的背部皮肤，不能拧动，自腰骶部自下而上，双手交替捻动脊柱表面及两侧的肌肤，至大椎穴止。最好是捏 3 次提 1 次。每天睡前给孩子捏 3 ～ 5 遍。这对调理孩子消化系统，增强免疫力有好处。

按摩 按压百会穴：百会穴位于头顶正中心，在两耳角直上与眉心向后的连线的交叉点。家长每天按揉孩子的百会穴 50 次，可振奋阳气、扶正祛邪、清利头目。揉涌泉穴：涌泉穴在脚底的掌心处，每天揉 50 次，可补肾。常帮孩子按摩以上穴位，可以促进孩子体内的新陈代谢，有利于骨骼发育。

四、有助于生长的调养方法

合理的膳食 骨骼生长不单是钙、磷等矿物质的堆积，研究表明，锌、维生素A、碘等对身高增长也有着明显的作用。宝宝每日要摄入足够的蛋白质、脂肪、碳水化合物、膳食纤维、维生素、无机盐和水，这些营养均存在于粮食、蛋类、肉类、奶类、蔬菜和水果等食品中，做到不偏食、挑食，营养就不会缺乏。

合理的锻炼 小强度训练可以促进骨纵向的生长。跑、跳等下肢运动的锻炼方式对矮身材儿童的增高较为有效。

充足的睡眠 生长激素的分泌高峰在深睡眠中，长高更是在晚上进行，充足的睡眠是长高的必备条件。父母要有意识地培养宝宝好的睡眠习惯。

保持愉悦的精神 现代心理学家研究认为，爱抚的缺失、精神上的压抑及心灵上的创伤，都可能导致神经－体液内分泌系统功能的紊乱，致使生长激素、甲状腺素等分泌减少，从而引起儿童生长发育障碍。家长们应该为宝宝创造温馨舒适、充满关爱的成长环境。

◎ **调理食谱**

补充镁、铁和维生素A 宝宝可以多吃一些海带、紫菜、小米、玉米、燕麦、动物肝脏、胡萝卜、南瓜、杧果、黄椒等。

适量补锌 给宝宝补锌可以多吃海产品，如牡蛎、扇贝、鱼肉。

中医还有一些调理食谱，有助于生长缓慢的宝宝长个儿。

牡蛎紫菜汤 取牡蛎100克，紫菜20克，葱、姜各5克，盐适量。将牡蛎取肉洗净，切片；紫菜洗净；葱、姜洗净切丝。把牡蛎、紫菜、葱丝、姜丝、盐一起放入锅中，加清水适量，大火烧开后，小火慢煮30分钟即可。适用于生长发育缓慢，并伴有脾胃功能弱的宝宝。

山药炖猪血 取猪血100克，鲜山药少许，盐适量。将鲜山药去皮，洗净，切片；猪血洗净，切片，放开水锅中汆水后捞出。猪血与山药片一同放入另一锅中，加入油和适量水烧开，改用小火炖20分钟，加入盐调味即可。适用于生长发育缓慢，并伴有脾胃虚弱表现的宝宝。

菠菜猪肝煲木耳 取猪肝300克，菠菜100克，木耳50克，葱、姜各5克，盐适量，花生油30毫升。将猪肝洗净，切片焯水；菠菜洗净，切段；木耳洗净备用。锅预热后倒入花生油，葱、姜煸香，倒入水，放入猪肝、菠菜、木耳，加入适量盐煲熟即可。适用于生长发育缓慢，并伴有肝肾亏虚表现的宝宝。

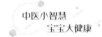
异食症，奇怪的行为总有原因

芽芽今年 6 岁了，平时身体健康，很少感冒，曾便过蛔虫。近来由于家中装修，阳台放置数袋水泥。芽芽经常趁大人不注意偷吃水泥，家长劝阻无果，又不知所措。

◎ 医学加油站

异食症 又称为异食癖，主要是指喜爱摄取非食物性异物，如喜欢吃纸屑、生米、墙皮、煤渣、泥土、棉花、头发、指甲等，常伴有厌食、乏力、面黄等症状。本病多发于幼儿和童年期，以 5 ～ 10 岁的儿童最为常见，可能与心理失常、智力不足、贫血、微量元素锌缺乏、肠道寄生虫病等多种因素有关。

一、宝宝为什么会出现异食症？

中医学对本病的症状、病因及治疗早就有详细的描述。在唐代《备急千金要方》中已有"小儿食土"的记载。宋代已经提出异食症以脾病为主。现代医学对于本病的病因还没有明确的定论，中医学对本病病因的阐述主要为以下几点：

虫积所伤 小儿若食入不洁净的食物，易致寄生虫的侵袭，时间久了会伤及脾胃，扰乱正常的运化功能，脾胃不和而出现嗜食异物。

脾虚胃热 小儿脾常不足，若疾病日久，使脾胃运化失常，积滞内停，郁久化热，胃热脾虚，脾胃失和，则出现异食。

情志所伤 小儿突然受到惊恐，神气怯弱，肝郁不舒，可使情志发育缺陷，导致小儿性格孤僻，脾气暴躁或抑郁。肝失疏泄会致脾胃不和，加之小儿认知能力不足，易异食。

二、异食症有哪些症状特点？

异食行为 主要表现为患儿自觉或不自觉地持续性地咬食一些非食物和无营养的物质，并引以为乐。一般先咬，然后吞食。也有患儿在口中咀嚼后吐出，然后再咀嚼新的东西。异食的常见物质有毛发、黏土、油漆、纸片、布块、石头等。虽然家长阻止，患儿仍喜欢偷偷咬食。一部分患儿性格怪异，常伴有行为和情绪障碍。

并发症 常见并发症有肠梗阻、贫血、缺锌、铅中毒、肠道寄生虫病等。经常性异食还可导致营养不良。

三、中医对小儿异食症的治疗

1. 中药治疗

异食症大体可分为 4 种主要的类型，常用药物仅供家长参考，具体药物配伍及用量仍需专科医生开具。

虫积伤脾 患儿多面黄肌瘦，精神不振，时有腹痛，大便夹有虫卵。为虫积伤脾，运化失职。治疗应当健脾杀虫。

心脾积热 患儿多腹胀、口臭，急躁易怒，手足心热，嗜食泥土、生米，磨牙，夜眠不安。治疗应当清脾泄热，消食导滞。

脾胃虚弱 患者多饮食不规律，损伤脾胃，出现腹胀、睡卧露睛、食欲不振，食少，大便溏薄。治疗应当益气健脾。

肝郁不舒 情志不遂，肝失疏泄，而见情志抑郁，腹胀烦躁，大便数日不行。治疗应当疏肝理气。

2. 中医推拿

捏脊疗法 宝宝俯卧位，裸露后背。家长垂直提捏起宝宝的背部皮肤，不能拧动，自腰骶部自下而上，双手交替捻动脊柱表面及两侧的肌肤，至大椎穴止，如此反复 5 次，但捏第 3 次时，每捏 3 把，将皮肤提起 1 次，连续 6 天为 1 个疗程，休息一天，再做第 2 个疗程，直到异食症消失，食欲增加。注意：脊背皮肤感染及紫癜病患儿禁用此法。

家长要合理喂养宝宝，重视教育，注意卫生，及时纠正不讲卫生、乱吃乱吮物品的癖习。若出现咬食异物的现象要及时就诊，及早治疗。

　　本病一般随着患儿年龄的增长而逐渐消失，但对于并发严重躯体疾病的患儿，若不及时治疗，还会有生命危险。

睡不好，中医有宝宝安睡经验

　　5 岁的畅畅最喜欢和爸爸一起看电视了，最近看了一部神话类电视剧后，一到晚上畅畅就不愿睡觉，非得黏着爸妈。畅畅不愿睡觉一直闹，畅畅爸妈也休息不好，很是头痛。

◎ **医学加油站**

　　不寐　如果孩子睡眠时间、深度不足、易醒或醒后不能再入睡等，中医称其为不寐。

　　夜啼　如果孩子白天睡觉正常，一到夜里就哭闹，时哭时止，甚至哭至凌晨仍不止，中医称其为夜啼，多见于 6 个月内的婴儿。

　　该到睡觉的时候了，孩子却不愿睡，还闹着要玩，这可不行，因为睡眠是孩子生长发育过程中很重要的一部分，培养良好的睡眠规律和习惯是很有必要的。中医认为，白天阳气行于身体表面，阳气盛，则人处于清醒的状态。当夜幕降临，阳气潜于体内，阴气盛则眠。这也是睡眠与觉醒的自然交替规律。我们要顺应自然，尤其是正在发育的孩子们。睡眠不好不单影响孩子发育，还可能影响孩子的学习，也不利于孩子情绪的调控。

一、宝宝为什么夜啼呢?

首先，啼哭是婴儿的天性，我们需要排除饥饿、排便、其他疾病（如发热）等因素所致的啼哭，要与夜啼区别开来。

脾寒　可因宝妈平素体寒或孕期、哺乳期过食生冷食物，从而导致宝宝先天脾寒。也可因宝宝后天腹部受凉、喝了冷的奶水，伤及宝宝体内阳气。中医认为，寒凝易使气滞，气机不通则痛，加之夜间阴气盛、阳气衰。因此，脾寒的宝宝容易在夜间腹痛，从而夜啼。此类宝宝哭声较低弱，时哭时止，睡觉时身体喜欢蜷曲，平时喜欢父母按摩其腹部，四肢欠温，吸奶无力，消化不良，易拉肚子。

心热　可因宝妈孕期、哺乳期好生气或过食辛辣、温热之品，从而热遗胎儿。也可因宝宝所在环境经常过于温热，使心经积热。宝宝心火偏亢，夜间阳气仍不入内，故夜间啼哭不止。经过夜间的啼哭，精神耗损，故白天易寐。这种状况常一次次地循环出现。此类宝宝的哭声会较大，看见灯光时啼哭更甚，哭时易面红，烦躁不宁，身体是暖和的，易便秘。

惊恐　心藏神，心具有主宰、影响神志活动和睡眠的作用。婴儿心神怯弱，容易胆怯，有时会因看见异物、闻见异声而感到害怕，心神不宁，从而夜啼。夜啼时易惊慌、恐惧，需要紧偎家长，面色时青时白，哭声时高时低。

二、孩子到点了还不愿睡觉的原因

1.睡前活动过于兴奋、害怕或情绪过于激动。

2.家长是个夜猫子，孩子自然也就跟着不愿意睡觉了。

3.午睡时间过长，晚上就不愿太早入睡。因此，得给孩子养成规律的作息。

4.白天父母上班不在孩子身边，晚上孩子想多与父母玩。

5.睡前吃太饱，胃撑着不舒服自然不想躺下来了。

6.有的孩子天生精力旺盛，如果运动少或者外出少，精力得不到适量地消耗，孩子到了晚上就还想和你闹着玩，不想睡。

三、孩子睡眠质量差的原因

感到害怕或太过兴奋 心藏神，心具有主宰、影响神志活动和睡眠的作用。孩子白天看了恐怖的电视、遇到惊吓或换了房间等，都会让孩子感到害怕，心神失养，晚上也会容易做噩梦，影响孩子的睡眠。正如《素问·举病论》所说："惊则心无所倚，神无所归，虑无所定，故气乱矣。"同样，白天玩得太兴奋，也容易让孩子把现实中的玩乐带到梦乡里，从而影响睡眠质量。

睡姿 有的孩子喜欢趴着睡或蒙头睡，其实这都不利于呼吸，呼吸不畅会影响睡眠质量，比较好的睡姿应该为仰卧位或者右侧卧位，1岁前的宝宝宜仰卧位。

夜间磨牙 当发现孩子睡眠期间经常磨牙，需要寻找原因，可能与消化功能、精神过于兴奋或紧张、牙齿自身的问题或者肠道有寄生虫等有关，家长需要到相关科室诊治。

睡眠呼吸暂停综合征 如果发现孩子睡觉喜欢打鼾，期间有呼吸停止，如停止10秒钟以上，继而喘息，这样的孩子有可能是患有睡眠呼吸暂停综合征，家长应带孩子就诊于儿科、呼吸科或耳鼻喉科。

午睡时间过长 如果午睡时间过长，晚上精神好，自然就不想睡觉了。一般建议1～3岁的孩子午睡2小时；3～6岁的孩子午睡1～1.5小时；上学以后的孩子午睡0.5～1小时就足够了。

开灯睡觉 灯光的刺激会影响孩子的睡眠质量，如果孩子怕黑可以先开个小灯，等孩子睡着后再关上。

夜尿 夜间宝宝总是要起床上厕所，这也会因打断睡眠而影响睡眠质量。因此，家长应该让孩子养成睡觉前上厕所的习惯，较小的孩子可以在夜间使用尿不湿。

四、孩子每天的睡眠时间

婴幼儿期及学龄前期的宝宝不应晚于21点睡觉，学龄期的小孩也不应晚于22点30分睡觉。0～5岁推荐的睡眠

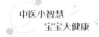

时间如表 4-2 所示。低年级的小孩每天也应有 10 ~ 12 小时的睡眠时间，而就读高年级的小孩因学习压力较大，睡眠时间一般会减少，但不应少于每天 8 小时。

表 4-2　《0 ~ 5 岁儿童睡眠卫生指南》数据

年（月）龄	推荐睡眠时间 /h
0 ~ 3 个月	13 ~ 18
4 ~ 11 个月	12 ~ 16
1 ~ 2 岁	11 ~ 14
3 ~ 5 岁	10 ~ 13

五、中医怎么治疗睡眠不好的呢？

1. 中药治疗

不寐和夜啼的病位主要在心，与肝、胆、脾、胃、肾也相关，根据孩子的不同症状，辨证治疗。

2. 中医推拿

小孩睡觉不踏实或者夜啼，家长平常可以给孩子按摩推拿。

①揉按百会和安眠穴（翳风与风池两穴连线的中点），用拇指揉按，每天 2 ~ 3 次，每次 2 ~ 3 分钟即可。

②针对脾虚的孩子，可用掌心顺时针按摩腹部 6 ~ 10

分钟。

③针对受惊的孩子，可用拇指揉按印堂、内关及太冲穴，各 100 次。

④针对阴虚或心经积热的孩子，可用拇指揉按小天心 100 次。

3. 灸法

因脾虚或脾寒而睡眠不佳或夜啼的孩子可以用艾条灸肚脐周围，艾条需距皮肤 2 ～ 3 厘米，每次 5 ～ 10 分钟，每天 1 次，可连灸 7 天。父母操作需熟练，以免烫伤孩子。

4. 针法

心经积热的宝宝可浅刺中冲穴，放少量血（需经医生指导后操作）。年纪稍长的孩子，如果遇到睡眠问题，可到医院针灸科进行针刺治疗调整。

六、家长要给孩子养成好的生活习惯

建议家长首次遇到孩子睡不好，可先在家做出适当作息调整。想让孩子拥有好睡眠，养成规律的睡眠习惯是必需的。您可以按照以下方法提高孩子的睡眠质量。

制订时间表 家长和孩子一起制订一个睡眠时间表，可以用卡纸制作或用纸画一个小闹钟，让孩子画出晚上睡觉的时间，这样让孩子意识到睡觉也是要按时的。

睡前 1 小时不吃喝 孩子脾胃功能不如大人，如果睡前孩子吃太饱，容易消化不良，孩子会觉得不舒服从而影响睡眠，而水喝多了，晚上自然要尿尿，也容易导致尿床。如果孩子每晚睡前都喊饿，可以让孩子晚餐多吃点，或者把加餐时间提前 1～2 小时。

睡前不玩游戏 睡前不要和孩子玩游戏，避免孩子玩得停不下来，也避免孩子在游戏中闹脾气，迟迟不愿睡觉。可以把孩子的睡前活动改成收拾早上玩完的玩具、准备明天要穿的衣服、听故事。

家长做个好榜样 家长也要让孩子知道，大人也是按时睡觉的，不能让孩子产生不公平的感觉。

适量运动 每天给孩子一定的运动时间，如去公园散散步、玩玩滑梯、和其他小孩玩耍等。

过渡性分房睡 家长们有自己的工作，大多做不到和孩子同时睡，或者爸爸睡觉的呼噜声过大，这都会影响到宝宝睡觉，应该慢慢让孩子自己一个房间睡觉。可以从同床睡到同房分床睡，再慢慢过渡到分房睡。

噩梦后的安慰 大多数的孩子都做过噩梦，作为家长应避免孩子看或听恐怖的事情，不要用鬼怪之类的话语吓孩子。此外，如果孩子做噩梦，需要给孩子解释梦里的都是假的，爸爸妈妈偶尔也会梦见那些东西，让孩子不那么害怕。

◎ 调理食谱

睡眠不好的宝宝，不应过饱或过饥，应该吃下面推荐的营养丰富且容易消化的食物，少食甜食、油腻、辛辣的食物，不给孩子喝浓茶或者咖啡。家长在家尽量不吸烟。

红枣小米燕麦粥　制作方法：小米 50 克，燕麦 15 克，红枣 1～2 个，水 500 毫升。水烧开以后，先加入小米，水煮沸后，小火煮 25 分钟左右，再加入红枣和燕麦片，继续再煮 6～8 分钟即可。此粥好吃而且易消化，有健脾养胃、养血安神的功效。

酸枣汤　制作方法：酸枣 50 克，白砂糖 10 克，水 500 毫升。把酸枣洗净后放入锅内，加入清水 500 毫升，水煮沸后，小火煮 1 小时左右，加入白糖调味即可，亦可再加上 10 克百合或远志一起煮。酸酸甜甜的酸枣汤孩子最为喜欢了，而且有养心安神，滋阴生津之效。

莲藕排骨汤　制作方法：排骨 500 克，莲藕 600 克，眉豆 30 克，百合 10 克，姜 3 片，葱少量，水 2500 毫升。先将食材洗净，排骨去脂后焯水，莲藕去皮去节后切块备用。将排骨、姜、葱放进锅中，加水后大火煮沸。然后加莲藕、眉豆、百合至锅中，水沸后转小火煲约 1 小时，加适量盐即可（不宜使用铁锅）。此汤有清心安神的功效。

第五章　历代名医育儿智慧——送孩子一个健康的未来

中医儿科学荟萃了中华民族数千年来小儿养育和疾病防治的丰富经验，历代医家很多关于小儿养护调摄的建议至今仍有着重要的意义，我们选取校对了一些合理实用且易理解的条文，摘录于下，以期对各位家长有所提示。

小儿生活养护法

1.养子须调护,看承莫纵驰,乳多终损胃,食壅即伤脾,衾浓非为益,衣单正所宜,无风频见日,寒暑顺天时。

——清代 熊应雄《小儿推拿广意·调护歌》

注:养护孩子,穿衣吃饭都要适度,不可过饱,不可衣着太多,要在无风的日子里多带孩子晒晒太阳,顺应自然的冷暖。

2.要得小儿安,常带饥与寒,肉多必滞气,生冷定成疳,胎前防辛热,乳后忌风参,保养常如法,灾病自无干。

——清代 骆如龙《幼科推拿秘书·保生歌》

注:这里虽说"常带饥与寒",但并非是说"饿比饱好,冷比暖好",而是同上一段一样强调冷暖要适宜,饥饱要适中,都是在强调一个度。这是中国文化的特点,也是小儿养护的一个核心智慧。适度的、适合的才是更好的!

3.俗云:要得小儿安,常带三分饥与寒。此说甚伪。要知小儿脏腑脆薄,饥饱寒暑皆不能耐,全赖调养得宜。若带三分饥寒,恐带饥则多啼哭,带寒则多感冒,诚不宜也。盖要得小儿安,须常调饥与寒。大约调养之法,只要先饥与食,

不可过饱；先寒与衣，不可太暖。非独小儿为然，凡虚弱衰
老病后之人，俱当如此调养。

——清代　石成金《传家宝》

注：此段就是对俗语"要得小儿安，常带三分饥与寒"
的一种反思，很值得细细品读。在各种媒体的宣传下，"要
得小儿安，常带三分饥与寒"这样的话不少家长都听说过，
我也常对身边的朋友和患者们说起，但这里的"饥与寒"是
对于家长喂养孩子过饱、过暖行为的一种劝解，并非是说"饿
比饱好，冷比暖好"，小儿饥饿恐怕多会导致啼哭，受寒可
致感冒。

4. 巢氏云：小儿初生，肌肤未实，宜用旧絮护其背，不
可太暖。更宜数见风日，则血气刚强，肌肉致密。若藏于重
帏密室，或浓衣过暖，则筋骨软脆，不任风寒，多易致病。
衣服当随寒热加减，但令背暖为佳。亦勿令出汗，恐表虚风
邪易伤；乳哺亦不宜过饱，若宿滞不化，用消乳丸治之。陈
氏所谓：忍三分寒，吃七分饱，频揉肚，少洗澡，要肚暖头
凉心胸凉。皆至论也。须令乳母预慎七情六淫，浓味炙，则
乳汁清宁，儿不致疾，否则阴阳偏胜，血气沸腾，乳汁败坏，
必生诸症。若屡用药饵，则脏腑阴损，多致败症，可不慎欤！
大抵保婴之法，未病则调治乳母，既病则审治婴儿，亦必兼
治其母为善。

——**明代**　薛铠《保婴撮要》

注：此段强调要保护好婴幼儿的背部，避免受风，但也要避免过热汗出导致汗孔过度开放而耗散正气。应在自然环境下吹吹风，晒晒太阳，才能使人体肌肉气血充盛。哺乳期的妈妈也要注意饮食均衡，心情舒畅，才能使乳汁纯净，小儿少生病。

5.（养子十法）一要背暖，二要脐暖，三要足暖，四要头凉，五要心胸凉，六要勿见怪物，七脾胃常要温，八啼未定勿便食乳，九勿服轻粉、朱砂，十少洗浴。

——**民国**　陈守真《儿科萃精》

注：其中"心胸凉"本人以为是说要避免厚衣、重被盖压于孩子心胸之上，以免妨碍气血运行或过热导致郁热内生。其"怪物"是指一些恐怖、奇异怪诞的行为、影片、图画等。其中说"九勿服轻粉、朱砂"，轻粉、朱砂一类有大毒，必然不可服用，但本人觉得一些所谓排胎毒一类的清热解毒祛湿药物也要在专业医生指导下应用，以免过寒伤脾胃。其"十少洗浴"也是相对而言，不可拘泥，中医认为，洗澡过勤伤耗阳气、易使湿邪入体，尤其一大早或深夜洗浴尤为有害。而不频繁、适时的洗浴对于保障孩子的卫生健康是有好处的。

6.小儿临浴时，须择无风密处，汤须不冷不热，适可而止，不可久在水中。冬月防其受寒，夏月恐其伤热。但儿在周岁内，切忌频浴，以致湿热郁聚。

——清代　吴谦《医宗金鉴》

注：此段为古人对于小儿洗浴的一些建议，是很客观、合理的。

7.卧旁切近之处，不可有悦目引看之物，致儿侧视，目睛左窜右窜。儿帽面前亦不可用五彩之饰，亦恐惹儿仰视也。

——年代作者未详　《察儿录》

注：此语是对于预防孩子因习惯导致侧视、斜视或仰视的一些实用建议。尤其在孩子的帽子前避免装饰过于色彩绚烂的装饰的建议，是很值得家长们重视的，切不可只顾美观而忽略可能引起孩子仰视的不良影响。

8.春忌覆顶裹足，夏忌饮冷食冰，冬忌火炙衣被。

——年代作者未详　《小儿精要》

注：此段讲的是不同季节里孩子的一些养护注意事项。春季，生发之季，孩子当于和煦春风中玩耍，与自然之气交互，利于生长。夏季暑热汗出，此时饮食冰冷食物最易伤脾胃阳气，大人孩子皆是如此。冬季气候寒冷，保暖是必然，但冬季人体阳气内敛，过于保暖的一些举措容易导致火热内郁。冬季和初春好多孩子发热、咽干咽痛，除与季节性的流感相关外，此种过于保暖的行为，我认为亦是主要诱因之一。

9.凡乳母，若遇天和无风之时，当抱儿在日中嬉戏，使数见风日，则血凝气刚，肌肉硬密，堪耐风寒，若藏帏帐之内，重衣温暖，譬如阴地草木，不见风日，则脆软不任，易为伤损。

薄衣之法，当从秋习之，若至来春稍暖，须渐减其衣，不可便行卒减，恐令儿伤中风寒。凡儿于冬月，须着帽项之衣，夏月须着背褡，及于当脊，更衬缀一重，以防风寒所干。凡儿于春时，不可覆头裹足，致阳气不得出泄，则发热矣。

凡儿于暑月，时常令在凉处，勿禁水浆，但少少与之，唯是不宜多与。凡儿不可抱于檐下洗浴，又不可当风解脱，恐为寒干。

又啼哭未断，不可与乳。冒冷冲寒，不可哺饲，恐为食伤。又不可近神佛之前，驴马之畔，又不可令儿见怪异之物，及各门异户不相识之人，恐为客忤。

——**南宋** 作者未详《小儿卫生总微论方》

注：与以上所摘录的一些条文所谈内容有相似相通之处，但叙述更为翔实具体，对于中医兴趣较大的家长们可以进一步细细品读此段。

10.巢氏曰：将养小儿，衣不可大暖，热则汗出，而表虚风邪易入。乳不可大饱，则胃弱而易伤，积滞难化。千金论云：夏不去热，乳儿令呕逆。冬不去冷，乳儿令咳痢。葛氏云：乳者，奶也。哺者，食也。乳后不可与食，食后不可与乳。

小儿曰芽儿者，犹草初生之芽。脾胃怯弱，乳食易伤，难以消化，初得成积，久则成癖。自我致寇，又何咎焉。张焕曰：小儿周岁，膝骨成乃能行，此乃是定法。若襁褓不令占地气藏之，房帐之中使之不教见风日，致令筋骨缓弱，过岁不行，诚非爱护之法。譬如草木，生于山林容易合抱；至若园圃异果奇花，常加培植，秀而不实者有矣。

——明代　王大伦《婴童类萃》

注：其中"若襁褓不令占地气藏之……秀而不实者有矣"的语言表述可能有些拗口，简而言之，就是说不可将孩子当成温室里的花朵，应顺应自然，多让孩子于自然之中嬉笑跑闹，顺应天性，这样才是正确的爱护孩子的做法。

11. 若要小儿安，常带三分饥与寒，此虽古昔之俗谚，实合卫生之至理者也。略能耐寒，可使儿气血强盛，腠理坚固，已见前述。至于略能耐饥，则使腹中空虚，无停积之患，增抵抗之力，无形中可免不少疾病，其益亦匪浅鲜也。况饮食合宜，不但能防疾病于未然，更可臻身体于强壮，孩童时期之健康，既常为一生福祉之起点，则于饮食方面岂可忽略以成孱躯乎哉！

小儿二岁以上，每日四餐，禁绝零食，十岁以上，只可三餐，略佐点心，夜间更宜严格禁食，则疳积等症，可以永绝。

　　小儿二岁以上，每餐毕后，可略进水果，以苹果、橘子、鸭梨等为宜，惟多食则易损脾致泻，浸假成鼓胀、黄疸等疾。

　　小儿对于食物，常有偏嗜之习惯，最宜矫正。盖其所嗜者，未必为有益之物，而其所恶者，未必为无益之物，偏嗜之习惯养成，则小儿恣食一物，营养反致不良，而疾病常由之以起。

　　小儿宜食之物，为牛肉汁、牛乳、鸡蛋、菜蔬等，鱼肉、兽肉亦可，惟通常菜蔬，常为小儿所厌弃，不知隔绝菜蔬不食者，最易使血分不洁，身体衰弱，呈苍白之面色，及疮肿败血齿衄等证。

　　小儿过于肥胖白嫩，外貌虽令人可爱，而实则非健全之体格也。宜少与牛乳、油类等食品，而易以菜蔬素食，则痰火不盛，可以防免惊风等患。

　　小儿对于糖果、花生、豆类，通常皆属嗜好，不知糖果易使胃中特别发酵，渐致消化发生障碍，花生不能细嚼，亦易停积，豆类最壅气滞气，多食易成大腹膨之患，均宜戒之。

　　小儿不可任其多饮茶水，因其能妨碍消化，停饮蓄痰，且助湿也。

　　　　　　　　　　——民国　吴克潜《儿科要略》

　　注：以上这些关于小孩饮食养护的一些建议，十分合理、中肯，堪为饮食喂养之规范。尤其文中"小儿过于肥胖白嫩，

外貌虽令人可爱，而实则非健全之体格也。"这句话着实应
引起家长们的重视。此外，应注意的是花生、豆类、果冻等
容易导致误吸而阻塞气道的食物，过小之孩童要避免食用和
接触。

12.通常小儿一岁以后，渐能行动，并学言语，是为入
于孩童之时期。此时小儿知识渐开，导之习于善则善，导之
习于恶则恶，浸假日久，习性养成，往往终其身有不能改者，
譬如白布一匹，染黑即黑，染红即红，正圣凡之起点，贤不
肖之所自判也。故孩童之时期，务使耳沾目染，尽为家庭所
可矜式者，切勿予以不良之环境，而误其毕生之光荣。再如
身体方面，亦须养成其健全之体格，弗使弯腰曲背，畸形偏
颇，此皆父母扶养应担之义务，亦国家保护儿童之责任，卫
生当局与医生，同宜注重者也。兹将孩童之护持择要述之如
后。小儿行动言语迟迟者，常由先天不足及营养缺乏所恐，
宜及早调补，毋令迁延。

小儿腹部过凸过坚，皆为不健之象，宜调节其饮食，并
预防虫患、食积、肠胃疾病之潜伏。

小儿宜使其有运动之兴趣，视其体部何者发达不足，即
以运动补救之（运动时间过长，及携过重之物，赛过急之跑
剧烈运动，跳高跳远，均所不宜）。

小儿宜使其有早起早眠之习惯，若未满二岁以上者，则

日间宜使睡眠一次，俾其精神有充分之休养。

小儿宜背暖腹暖，头凉手足凉，然脑后风府足下涌泉，亦忌睡卧当风，任意招寒。

小儿不可使其久视，久视必伤眼，小儿不可使其久立，久立必伤骨，小儿头部不可使其久曝阳光，久曝必伤脑。举凡一切起居，宜订以合乎卫生之规则，使其遵循以成习惯。

小儿当盛暑之时，最宜与大人分睡，睡熟之时，切忌对之挥扇，免致侵袭风寒。

小儿当严寒之时，最宜为自然之暖，切忌熏火，免致燥火之疾。

小儿之立法、行法、坐法、睡法，均宜随时指导，随时矫正，夜间蒙被而卧，尤为卫生之障碍，宜早防微而杜渐。

小儿言语之习练，务使其不高不低，不徐不疾，层次井然，有条不紊，否则嗄音、口吃、嗳嚅、抗声，俱由此而起，不可忽视也。

小儿之规矩礼貌，最宜时令习练，使养成良好之习惯，俾终身由之而不自觉。

——**民国** 吴克潜《儿科要略》

注：以上语句从孩童之心身健全发展着眼，提出了一些中肯、实用的日常养护建议，对于孩子性格发育、行为规范、体质培养、疾病预防等都有益处，家长们可学习参考。

历代医者的哺乳智慧

1.婴孩哺乳，乳汁宜慎为选择，时间宜妥为规定，哺法宜精密可靠，则婴孩健康茁长，疾病常无由以生。

哺乳无一定之时间，常能养成不规则之睡眠，故夜啼之类，恒由夜间多抱多乳而引起，盖夜间少睡，必白日多睡，白日愈多睡，夜间愈少睡而夜啼养成矣，如遇有此等情形，不可稍存姑息，宜亟设法矫正之。

饮乳量过多之小儿，大都在哺乳中或哺乳后，吐出乳汁，睡眠不安，啼哭多屁，排尿频数，大便多而次数亦为之增加。

饮乳量过少之小儿，因身体疲倦，易于饮乳未了时，实时睡去，但经短时间后，忽以响大之饥饿号叫而复醒，儿体外观萎枯弛缓，腹部凹陷，尿量减少，大便次数少而量微，为暗褐或带青色之黏液状粪便。

饮乳量过多之小儿，虽呈消化过度之状，但小儿贪食天成，索乳依然，宜渐为减低其量，使于不知不觉间校正之，不得已时，或每日一二次仅予以水代乳。

饮乳量过少之小儿，虽呈饥饿憔悴之状，但此时胃力不振，不可骤予过饱，反致停积，宜渐为增加其量，俾得调整其胃气。

　　婴孩有病，临时不宜断乳，当夏令时，亦不宜断乳，盖此际消化之力薄弱，予以他种食物，颇有不宜也。

——民国　吴克潜《儿科要略》

　　注：此处所摘录的是民国名医吴克潜对于小儿饮乳量的多少的判断方法，以及不同情况下哺乳的一些注意事项。上面提到的夜啼，也就是夜间哭闹，这在生活中很常见。这个现象很多时候是由于夜间多抱多乳，消化不及，乳食停滞或睡眠周期被打乱引起的，当然亦不除外孩子夜间发热等个别原因所引起的情况。家长们应意识到并非喂夜奶更能补充营养，固定的哺乳时间、养成规则的睡眠时间更有益于孩子的健康发育。但是，这只是针对1岁以上的宝宝而言。对于3个月以内的宝宝，频繁夜奶是一种正常的生理现象，而且是非常必要的，这是由于宝宝的睡眠周期导致的。随着宝宝逐渐长大，要逐渐减少夜奶次数，尤其是1岁以上，要慢慢停止夜奶，不可宝宝一哭就喂奶，帮助宝宝形成规则的睡眠也是非常重要的。

　　此外，家长要学会识别宝宝是奶喝多了还是喝得不够，前面摘录的第3、第4段所描述的症状，可供家长们对应着自家宝宝进行观察。对于饮乳量过多、贪食的宝宝，要逐渐减少乳量，必要时可选一天中一两次的哺乳时间以水代乳。

对于平素饮乳量过少、营养不够的宝宝，不可猛然吃得过饱，这样容易导致乳食停滞，应逐渐增加其乳量，给宝宝柔弱的脾胃一个适应的过程。

2.儿啼未定，其气尚逆，遽以乳饮之，则乳停胸膈，令儿生咳逆呕吐诸病。

——**隋代** 巢元方《巢氏病源》

注：不可在孩子哭啼还未停止的时候就马上喂奶，这样容易导致孩子消化不良，发生咳嗽、打嗝、恶心、呕吐等。

3.月内小儿，不可闻啼即抱，一啼便乳。须令啼哭，则胎中所受热毒从此而散，胎中惊风从此而解，则期月之间，无重舌、木舌、口噤、胎热之疾。

——**清代** 唐千顷《大生要旨》

注：1个月内大的婴儿，不能一哭就抱、就哺乳。应让其哭啼一会儿，令体内胎毒郁热散发，对于预防一些热性的疾病是有好处的。

4.生儿缺乳，不得不喂以谷食，母细嚼以手喂之，不可以口对口喂之，致生疳疾腹胀。

——**清代** 吴宁澜《保婴易知录》

注：口对口式的喂养方法，从现代医学角度来讲是不卫生的，从中医角度看，这样的喂养方式容易导致孩子出现疳积、腹胀等消化不良的情况。

5.乳者奶也，哺者食也。乳后不得与食，哺后不得与乳，乳食相并，难以克化，大则成癖，小则成积，疳气自此始矣。

——**清代** 汪淇《保生碎事》

注：此语对于刚刚加用辅食的孩子来说有更大的意义。这句话从现代喂养方法的角度来说，就是不能刚喝完奶就立马予以辅食，亦不可刚吃完辅食就喝奶。否则容易引起乳食停滞肠胃，消化不良等情况。

6.凡儿吮乳，初则乳汁渐行，其来尚缓而少，久则如泉涌急而多，则以二指捺住乳头两边，来自缓矣。惟恐儿气弱吞咽不及，有伤胃气也。

——**明代** 万密斋《育婴家秘》

注：对奶水过多的宝妈来说，哺乳时应注意用二指捺住乳头两边，使乳汁缓缓而出，不然乳汁涌出过急容易导致宝宝呛咳或消化不及损伤肠胃。

后 记

我是一名心血管内科的中医医生，不是中医儿科医生，儿科与普通的内科还是有很大区别的。写这本儿科的科普书，心中不免忐忑，唯恐没有把握住中医儿科的精髓，误导了家长，耽误了孩子的健康，那就罪过大矣！因此，当科学技术文献出版社的编辑老师找我写这本书的时候，我当时的第一反应是拒绝的。后来，出版社编辑老师说约稿的缘起，是因为经常看到我朋友圈发的一些自己对儿科疾病的治疗经过和思考，包括对一些儿科常见疾病，指导家长采取正确的应对方法，非常具有出版意义。仔细想想，也确实。很多家长朋友在自己的宝宝身体出了小状况后，一下子就慌了，不知所措，要么贻误病情，要么过分紧张、过度诊疗，给孩子带来不必要的痛苦。因此，我认真思考后，就答应下来了。想想扁鹊当年也是"来入咸阳，闻秦人爱小儿，即为小儿医，随俗为变。"

家长都把孩子看成自己的未来，自己生命的延续，所有父母都对孩子倾注了很大的期望。儿科诊疗又非常麻烦，需要医生有很高的洞察能力。明代万全的儿科专著《幼科发挥》

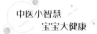

是这么描述儿科的："小儿方术，号曰哑科，口不能言，脉无所视。唯形色以为凭，竭心思而施治。故善养子似养龙以调护，不善养子者，如舐犊之爱惜，爱之愈深，害之愈切。"

当下孩子的日常养护有不少的指导丛书，家长有些盲从。而中医药学在儿科方面有很多理念还是非常中肯的，值得给大家做推广和普及。